養生粥療

97歲中醫大師教你

一日一粥,保健防病

中國中醫科學院主任醫師

路志正————著

序

路志正先生是中國當代中醫大家，從醫70餘年，熟知醫典，臨床經驗甚豐，不僅精通內科，外、婦、兒及針灸方面亦頗有造詣。

路老特別重視脾胃的調養，認為脾胃為後天之本，氣血生化之源，人以胃氣為本，故治病注重調理脾胃，而飲食失調是損傷脾胃的關鍵，所以十分注重食療養生保健。在診療中問診必究脾胃，治病必護脾胃，疑難重證亦多徑取脾胃。

路老對於濕證有獨到的見解，承前人理論和治驗，博覽諸家，潛心研究濕病數十年，認為濕病害人最廣，提出「百病皆有濕作祟」「濕邪不獨南方，北方亦多濕病」的新論點，為當代濕病研究和診治提供了寶貴經驗。

醫者仁心，路志正先生不僅醫術精湛、治學嚴謹，耄耋之年，仍孜孜不倦，出版了《無病到天年：調理脾胃治百病真法》，得到廣大讀者的一致好評，今又有《無病到天年2：大病預防先除濕》《養生粥療：97歲中醫大師教你一日一粥，保健防病》《養生茶療》《養生湯療》幾冊書陸續出版。

這幾本書，文字深入淺出、通俗易懂，既包含了先生身體力行的養生心得與體會，也是對中醫理念的通俗解釋，對普通讀者瞭解中醫、養生防病會有所幫助和啟迪。

深感於路老拯黎元於仁壽、濟世脫難的仁者愛人之心，故欣然作序，推薦給廣大讀者。

國家中醫藥管理局局長　王國強

2016.7.8

目錄

第三章

適合全家人的滋補粥

兒童

青少年

孕婦

產後女性

中年男女

更年期女性

老年人

• 第四章 •

喝出平衡體質的養生粥

第五章
強身健體的養生粥

· 第六章 ·

防病祛病的調養粥

第一章

粥，最簡單最有效最方便的補品

在中國，有文字記載的歷史，就有粥的蹤影。《周書》裡就記載：「黃帝始烹穀為粥。」

粥能暖脾胃，養氣血，加入不同的食材和中藥就有不同的養生功用。所以歷代醫者、養生家，乃至詩人都對粥情有獨鍾。清代著名醫學家王士雄短短一句話道盡了粥的絕妙好處：「粥，天下第一補物。」對於老百姓來說，粥確實是最簡單、最有效、最方便的補品。

養生，就是喝粥這麼簡單

粥，古時稱為包糜、酏，一般民間俗稱稀飯，是一種將五穀煮成稠糊狀的食物。四千年前粥主要為食用，兩千五百年前引粥入藥。粥是歷代中國人美食和養生的最佳「代言」，在《粥譜》中，被列為上品、具有養生妙用的粥有芡實粥、扁豆粥、藕粥、絲瓜葉粥、桑芽粥、松仁粥、菊花粥、梅花粥、杷葉粥、薄荷粥等總計36種之多。

粥不僅是日常生活的一部分，在詩人筆下也顯得很意趣盎然。明代詩人張方賢曾寫過一首〈煮粥〉詩：「煮飯何如煮粥強，好同兒女細商量。一升可作二升用，兩日堪為六日糧。有客只須添水火，無錢不必問羹湯。莫言淡薄少滋味，淡薄之中滋味長。」詩人用同兒女敘家常的通俗語言，從勤儉持家的角度，把粥的好處描繪得淋漓盡致。

現在人越來越重視養生，對於養生之法也是每喜新奇，於是電視節目、書籍和朋友圈中各種養生之法大行其道，各種養生學説也是炒得風生水起，越來越多的「養生大師」粉墨登場。卻不知大道至簡，真正的養生之法就在平實之中，簡單到一粥一飯。

我們都知道，中國古典巨著《紅樓夢》是一部偉大的文學名著，但同時也是一部非常科學的養生寶典。書中世代簪纓、百年望族的賈府主子，如賈母、王夫人、寶玉、黛玉等個個尊貴無比，天上飛的、地上跑的、水裡游的，想吃什麼有什麼，但他們最喜歡的、認為最健康食物卻是粥。

當然，《紅樓夢》裡的人因為身分不同，喝粥也是很講究的，像「金貴滋補」容易消化的紅米粥，只能是賈母獨享；一開始喝燕窩粥的林黛玉，後來病

重反而只「熬一點江米粥」來喝；而丫頭們就只能喝米湯。

為什麼最金貴的人都要用粥來養生呢？答案就在明代李時珍的《本草綱目》中：「粥極柔膩，與腸胃相得，最為飲食之妙訣也。」在中醫看來，脾胃乃後天之本，氣血生化之源，中醫有「內傷脾胃，百病由生」一說，粥性質溫和，易於消化，營養豐富，故而最能養脾胃，脾胃健旺則「百病除」，就能達到養生的目的。

用這些方法，煮粥更美味

粥，真正是老百姓的飲食，不挑廚藝，不挑工具，家庭中壓力鍋、電煲、砂鍋、燜燒鍋、甚至微波爐都可以用來煮粥。煮粥的方法也很簡單，就是先用大火將米和水煮到滾開，再改小火將粥慢慢熬至濃稠狀即可。不過我們在日常煮粥的時候還要注意幾點：

1. 煮粥時間不宜過長

長時間高溫容易產生致癌物質，食物裡面的膳食纖維會被破壞，一些不耐高溫的維生素和人體需要的營養物都會在長時間的熬煮中被大量破壞和流失。長時間熬煮，就會讓粥變成一鍋糙糊，口感也會變差，所以煮粥時間不宜過長。

2. 米要提前浸泡

煮粥前先將米用冷水浸泡半小時以上，讓米粒膨脹開。這樣的米煮粥熟得快，節省時間。

3. 開水下鍋

大家的普遍共識是冷水煮粥，而真正會養生的人卻是用開水煮粥。因為冷水下鍋容易糊鍋底，而開水比冷水熬煮更節省時間，能最大程度保留營養。

4. 煮粥過程需攪拌

攪拌也是有技巧的，開水下鍋，攪拌幾下，蓋上鍋蓋，小火熬製20分鐘，再不停攪拌，大概持續10分鐘左右，攪拌時順著同一個方向攪拌。直到粥出現很自然的黏稠狀。這就是老百姓說的「出稠」。

5. 粥和其他食材配料分開煮

現在人們為了口感和健康，會在白粥的基礎上添加雞魚肉蛋等食材或滋補中藥，大多數人習慣把所有食材和米一起下鍋，這樣的做法是不對的。應當粥底是粥底，料是料，分開煮，最後再放一起熬煮片刻，攪勻，一般同煮不要超過10分鐘。這樣熬出的粥清爽而不渾濁，每樣食材的味道都有熬出來，又不會相互混雜。特別是輔料為肉類及海鮮時，更應將粥底和輔料分開熬煮，否則口感會很差。

喝點粗糧粥，能解決很多煩惱

粗糧的「粗」是相對於我們日常食用的精製米麵而言，主要包括穀物類如玉米、小米、紅米、黑米、紫米、高粱、大麥、燕麥等，雜豆類如黃豆、綠豆、紅豆、黑豆、蠶豆、豌豆等，以及塊莖類地瓜、山藥、馬鈴薯等。這些粗糧和白米白麵相比，不但口感豐富，還含有更多的營養成分，非常有益於我們的身體健康。

粗糧煮粥的好處有很多。

一是粗糧中普遍含有豐富的粗纖維，有助消化系統正常運轉，它與可溶性膳食纖維協同「作戰」，可降低血液中低密度脂蛋白膽固醇和三酸甘油酯的濃度、增加食物在胃裡的停留時間、延遲飯後葡萄糖的吸收速度，降低高血壓、糖尿病和心腦血管疾病的風險。

二是一些粗糧的營養遠遠勝過白米和白麵，如蠶豆的蛋白質含量高達30%，相當於白米、白麵的3～4倍，並含有豐富的B群維生素、礦物質和膳食纖維。大豆所含的蛋白質高出白米、白麵3～5倍，是當之無愧的「植物蛋白之王」，可與肉類、奶類等動物性食品相媲美。玉米中還含豐富的亞油酸、卵磷脂、穀固醇、維生素E等高級營養素；蕎麥的賴胺酸含量是粳米、白麵的2倍以上，還含有其他食物所沒有的芳香甙，有降低人體膽固醇和三酸甘油酯的作用，能預防腦中風及冠心病的發生。地瓜主含澱粉和糖，而澱粉正是人體所需的營養物質，吃了能增強腸蠕動，對於防止便秘和直腸癌都有裨益。

粗糧巧搭配，補養高人一等

有人覺得粗糧熬粥口感不好，不喜歡喝，其實，這是食材沒有搭配好導致的。想要粗糧粥更好喝，可以把粗糧搭配得豐富一些。

按照中國人的喜好，粥的口感應該軟糯，粗糧中的豆類是沒有黏性的，需要紅糙米、黑米、小米之類有正常黏性的食材，或者是燕麥、大黃米、紫糯米等糯性的粗糧。

喜歡口味更香濃的粥品，可以加入花生、白芝麻、黑芝麻、松子仁、瓜子仁等食材，這能讓粥的香氣更濃。如果再加點兒紅棗、桂圓肉、葡萄乾、枸杞子、百合、去心蓮子等，可以讓粥增加甜香味道。

針對不同身體狀況的人，雜糧的搭配也可以進行調整。身體虛弱和消化不良的人，適合滋補類粥品，宜少用或不用黃豆、黑豆、綠豆等食材，豆類難以消化且容易產氣。如果有腹瀉或便溏的情況，宜多用對腸道刺激小的糯米、大黃米、小米、山藥、蓮子等容易消化的食材，還可以加入棗、葡萄乾、桂圓乾、枸杞之類水果乾，增加營養和美味。

不過，煮雜糧粥之前最好經過8小時以上的充分浸泡，這樣煮後的雜糧或豆類會更加柔軟，容易消化。

有糖尿病、高血脂的人，或者是需要減肥的人，煮粥則要相反。需要增加一點兒咀嚼口感，這樣才能讓血糖反應更低，也更有飽腹感。豆子泡得時間可以短一些，雜糧可以不浸泡，在可以接受的範圍內，讓粥的質地不過於軟爛。

浸泡雜糧的水不要倒掉，因為裡面含有泡出來的維生素、鉀和多種抗氧化物質。

需要控制血糖的人更適合喝加入豆類的穀豆混合粥，為了嚴格控制餐後血糖反應，必須使用一半以上的雜豆原料，包括紅小豆、綠豆、菜豆、豌豆、蠶豆、鷹嘴豆、小扁豆等，按照同樣澱粉含量相比，它們的餐後血糖反應特別低。花生、芝麻、蓮子、百合等也都是低血糖反應食材。不要加入糯米、白米、大黃米（泰米）、黏小米（糯小米）這類血糖反應過高的食材，少加或不加棗和葡萄乾等甜味食材，更不要加糖。

在粗糧粥中，最經典的要數八寶粥了，八寶粥又被稱為佛粥，由多種食材熬制而成。八寶粥的歷史很長，民間傳說八寶粥來自天竺。中國南宋文人周密所撰的《武林舊事》中說「用胡桃、松子、乳覃、柿、栗之類作粥，謂之八寶粥。」

八寶粥具有健脾養胃、消滯減肥、益氣安神的功效。當然，現在我們煮八寶的方法已經多種多樣了，不拘於食材種類，甚至不拘數量。

下面介紹一道最正宗的八寶粥，這個配方出自清代藥學家趙學敏《串雅外編》，用現代的做法大致如下：

八寶粥

原料：

芡實、薏苡仁、茯苓、蓮子各50克，新鮮山藥100克，人參6克，紅棗10枚，白米150克，白糖適量。

做法：

1. 將白米洗淨，加水煮到半熟。

2. 將各類乾果、藥材清洗後放入粥中，煮1個小時即可。

這道八寶粥不但味道甜美，還有多種食療效果。粥裡的芡實能益腎固精，健脾止瀉；蓮子清心益智，補脾益腎；紅棗能健脾養血，白米鼓舞胃氣，養血生津。茯苓更是個好東西，既能健脾，又能滲濕，對脾虛不能運化水濕，水濕停聚而化生痰飲之症，具有治療作用。家裡老人、孩子脾胃功能弱的，都適合煮這道粥喝。下面再介紹幾種養生八寶粥。

 花生燕麥粥

原料：

紅皮花生、燕麥各50克，白米100克，冰糖適量。

做法：

1. 把白米、燕麥、花生洗乾淨，燕麥先用水浸泡半天。

2. 將燕麥先下鍋加水煮10分鐘，隨後放入白米和花生煮至粥成。放入冰糖煮化後攪勻即可。

這道粥的精華就在於小小的紅皮花生上，花生外層的薄薄紅皮，中醫稱之為「紅衣」，能補益脾胃、養血止血；而另一道主材燕麥性味甘平，能益脾養心、斂汗。據現代藥理研究，燕麥裡含有豐富的亞油酸，對脂肪肝、糖尿病、水腫、便秘等有輔助療效。

如果希望口感豐富一些，也可以放紅棗、桂圓、葡萄乾等，但是要在出鍋5～10分鐘以前放，過早會使粥變色。

 三豆粥

原料：

紅豆、綠豆、黑豆各50克，冰糖適量。

做法：

1. 將三種豆洗淨，用1500毫升冷水浸泡1個小時。
2. 三種豆和泡豆的水一起放入砂鍋，補足水量，大火燒開，小火煮至豆爛，加入冰糖煮化後攪勻。
3. 冷卻後連豆帶湯一起服用，消暑定神，清熱解毒。

三豆粥是從扁鵲三豆飲演化而來，味道清甜。綠豆性寒，有清熱解毒、消暑利水的功效；紅豆有清熱消腫的功效；黑豆性寒，能解毒、散熱、除煩。三豆同煮有健脾利濕、清熱解毒的效果。

五種人不能吃過多粗糧

粗糧雖營養豐富，但吃太多粗糧，或者以粗糧為主食，對人體健康不利。因為大多數粗糧不容易消化，吸收率低，適量粗糧裡富含的食物纖維可以增加飽腹感，並增加腸胃蠕動，有助於排除體內垃圾，但食用過多則會影響人體對鈣、鐵等其他營養素的吸收。尤其是一些特殊人群不宜吃太多粗糧。

1. 消化系統疾病、胃腸功能差的人不宜多吃粗糧

粗糧質地較粗糙，跟已經生病、黏膜破損的胃腸道發生摩擦，會造成消化道黏膜傷口疼痛，黏膜破損不易癒合。尤其是胃潰瘍患者，吃太多粗糧會造成潰瘍出血。

2. 貧血、缺鈣的人不宜多吃粗糧

粗糧裡的草酸含量高，與食物纖維結合會抑制鐵的吸收，使貧血、缺鈣症狀更加嚴重。

3. 患有代謝系統疾病者要控制食用粗糧的量

雖然粗糧具有豐富的膳食纖維，有助於降血糖，但粗糧裡也含有一定量的澱粉，對控制血糖很不利，所以，如果食用，要嚴格控制分量。

4. 重病患者、老人、孩子不宜多吃粗糧

病重的人消化系統虛弱，老人的消化功能減退，孩子的消化功能尚未完善，吃粗糧會給胃腸造成很大的負擔，而且粗糧的營養吸收和利用率低，不利於小孩子的生長發育。

5. 免疫力低下的人不宜多吃粗糧

免疫力低下者自身消化系統虛弱，易生病，如果長期食用粗糧，會使蛋白質補充受阻，脂肪利用率低，營養不良，讓人體的免疫力更低。

中藥入粥，養生祛病兩相宜

中藥入粥，被稱為藥粥療法，是在中醫學理論指導下，以藥治病、以粥扶正的食養食療的好方法。我們中醫注重的是「藥食同源」，俗話講的「藥補不如食補」就是這個道理。

藥粥最早的理論基礎可見於《黃帝內經》中的「藥以祛之，食之隨之」。下面介紹幾款居家實用的藥粥。

 蔥薑糯米粥

原料：

糯米100克，蔥、薑各15克，紅糖30克。

做法：

1. 將糯米洗淨，加水煮成粥，最後加薑、蔥白再煮5分鐘。
2. 加入紅糖攪勻後起鍋，趁熱服用，蓋被發汗。

這道粥簡單易做，生薑散寒發汗，解表祛風；紅糖清熱解毒，溫中散寒；糯米健脾補胃，非常適合風寒感冒初期者食用。

荷葉粥

原料：

新鮮的荷葉1張，白米50克，冰糖適量。

做法：

1. 白米淘洗乾淨後放入砂鍋，注入足量清水，浸泡30分鐘後煮粥。煮至米粒開花，粥變得黏稠。

2. 在粥快煮好時把荷葉沖洗乾淨，然後汆燙至軟。

3. 趁熱將荷葉撕碎覆蓋在粥面上，待粥呈淡綠色時取出荷葉不用，加入冰糖煮化後攪勻即可。

這道荷葉粥味道清香，粥的主材荷葉味苦辛，微澀，性味寒涼，歸心、肝、脾經，具有消暑利濕、健脾升陽的作用，能夠解暑熱、降血壓和降血脂。三高患者、想要減肥的女性都可以食用。

 ## 郁李柏仁粥

原料：

郁李仁、柏子仁各15克，白米60克，蜂蜜適量。

做法：

1. 郁李仁、柏子仁去盡皮、殼、雜質，搗爛。

2. 白米洗淨，加水煮粥，待粥將熟時，加入蜂蜜略煮即可。

此粥出自《民間方》，能潤腸通便、養心安神，適用於心悸、失眠、健忘、長期便秘或老年性便秘。

 銀花蓮子粥

原料：

金銀花15克，蓮子30克，白米50克，白糖適量。

做法：

1. 將金銀花洗淨，蓮子去皮，去心洗淨；金銀花加水，大火煮沸後改小火煎煮5分鐘，去渣留汁待用。

2. 白米洗淨煮粥，粥將成時加入金銀花汁、白糖，略煮即可。

此粥出自《食療百味》，有清熱解毒、健脾祛濕的功效，適用於脾胃虛弱伴心煩口渴者。

第二章

一年四季怎麼喝粥

　　《黃帝內經》提出，養生要順天應時，一年四季氣候不同，春夏秋冬各有所主，對人體的影響也不相同。在不同的季節做有重點的調養，使人體之氣順應自然之氣，才能讓養生事半功倍。

春季食粥，溫補陽氣

春季是一年的開始，是萬物生長、萬象更新的季節。《黃帝內經》裡記載：「春氣之應，養生之道也」。所謂「春氣」就是春天季節的特點，概括來說就是陽氣升發。為了讓身體適應這個特點，我們應當注意扶助身體的陽氣。

春回大地，人體的陽氣開始趨向於體表，皮膚腠理逐漸舒展，氣血供應增多而肢體反覺困倦，所以有「春眠不覺曉，處處聞啼鳥」之說。然而，睡懶覺不利於陽氣升發。因此，起居方面更適合早起。

春季氣候乍暖乍寒，加之人體腠理開始疏鬆，對寒邪的抵抗能力也因此有所減弱。所以，不宜頓去棉衣。特別是年老體弱者，減脫冬裝尤其要謹慎，不可驟減。這樣才不會讓陽氣洩露。我們的頭頸總是露在外面，更要注意保暖。

飲食方面，要適當多吃些有助於升發的食物。辛甘發散之品，如山藥、春筍、韭菜、豌豆苗、菠菜、紅棗等都不錯。酸味具有收斂的性質，不利於陽氣的升發和肝氣的疏泄，而且會影響脾胃的功能，要儘量少食。生冷黏膩食物也不宜食用。當然，如果是肝火過旺的人，還是可以適當吃一點，因為酸味食物可以防止肝氣過度發散。

陽氣的升發與人的情緒有直接的關係，所以春天還要注意保持樂觀的情緒。情緒低落時，可以適當吃一點具有疏肝、健脾、理氣作用的食物，如芹菜、番茄、蘿蔔、柳丁、佛手、菊花等。

韭菜蝦仁粥，最適合初春時節

要想讓肝氣升發順暢，一方面要保持好的情緒，另一方面也可以通過飲食來調節。韭菜就是很好的升發性食物。

春天吃韭菜，主要是取其性溫能升發陽氣。另外，韭菜所含的硫化合物有一定的殺菌消炎作用，春季各種病菌肆虐，吃一點韭菜也能起到一定的增強抵抗力的作用。

下面推薦一道韭菜蝦仁粥。

 韭菜蝦仁粥

原料：

鮮蝦、韭菜各30克，白米50克，薑末3克，鹽少許。

做法：

1. 將鮮蝦去除泥腸，洗淨，切碎成蓉；韭菜擇洗乾淨，切成小段；薑洗淨切末備用。白米洗淨，用冷水浸泡半小時，撈出，瀝乾水分。

2. 鍋中加入約1000毫升冷水，將白米放入，先用大火燒沸，然後加入蝦蓉，改用小火熬煮。

3. 待粥將熟時，下薑末、韭菜段、鹽調味，再稍煮片刻即可。

其實，韭菜除了上面說的疏調肝氣、助肝氣升發的效果，還有很好的溫中下氣、補腎益陽的作用。中醫裡稱其為「壯陽草」，是很形象的。南朝齊梁時期陶弘景的《名醫別錄》裡首次提到了韭菜的藥用功效，說韭菜味甘、辛，性溫，能補腎助陽、溫中開胃、降逆氣、散瘀等。

韭菜的另一大好處是含有大量的纖維素和揮發油，我們說韭菜有味，實際上就是這個揮發油造成的。揮發油能讓人開胃，增進食欲；纖維素則能刺激消化液分泌，幫助消化，並能促進腸道蠕動，縮短食物通過消化道的時間，所以，適當吃韭菜能有助於預防便秘、直腸癌、痔瘡等疾病。

很多人不喜歡韭菜的味兒，認為它「臭」，其實是吃的時機不對。俗話說「韭菜春食則香，夏食則臭」。春天的韭菜鮮嫩，吃過之後是不會有怪味的。

這道養生粥還加入了蝦仁，蝦仁也有很好的補腎壯陽、健胃功效，煮粥食用，溫補腎陽的作用是特別明顯的。

中醫上講肝腎同養，韭菜蝦仁粥既能調肝氣，又可溫腎陽，是初春季節不可或缺的一道養生佳品。

貼心小叮嚀

韭菜屬於辛溫助熱之品，雖然能助陽氣升發，但過猶不及，吃多了也很容易上火，所以咽痛目赤、口舌生瘡者不宜食用。春天本就相對乾燥，容易上火，所以要適量。

此外，患有消化道潰瘍的人儘量少吃韭菜，因為韭菜富含纖維素，會刺激消化液的分泌，加劇對胃腸黏膜的刺激，從而加重病情。

紅棗山藥粥養好脾胃

春天在順應肝氣的同時，更應該注重脾的調養。因為春季時人的肝氣旺，肝氣旺就會影響到脾，所以春季易出現脾胃虛弱之症。中醫上講，春季要少酸增甘，因為春季多吃酸味食物會使肝陽偏亢而克脾胃。肝屬木，脾胃屬土，木旺則克土，所以春季養脾胃要適當吃甘味的食物。

中醫上講的甘味食物，並不僅僅是甜味食物，更重要的是要有補益脾胃的作用，山藥就是很好的甘味食物。

下面推薦一款紅棗山藥粥。

 紅棗山藥粥

原料：

紅棗10枚，鮮山藥200克，白米100克，白糖適量。

做法：

1. 粳米、紅棗提前浸泡半小時，在白米中滴幾滴油，伴一下，放置5分鐘；山藥去皮，切小粒，浸泡，以防變色。

2. 鍋中倒入適量清水，加入白米攪動，水開後小火煮。

3. 待米粒鬆軟後倒入山藥、紅棗，小火慢慢熬，用勺攪拌，直到米粥黏軟即可。

這道粥從《紅樓夢》裡棗泥山藥糕演化而來，秦可卿病重沒有胃口，吃了兩塊山藥糕，有克化的感覺。秦可卿這樣久病體虛、不思飲食之人吃了都能覺得舒服，山藥調理補胃的功效可見一斑。

李時珍也非常推崇山藥，《本草綱目》中說山藥有「健脾補益、滋精固腎，治諸百病，療五勞七傷」等功效。

有人瞧不起山藥，覺得山藥就是泥土裡的根塊，不值錢，要補的話也得是人參、燕窩之類的。其實並非這樣，脾胃最怕的就是虛弱，山藥有徐徐調補、養脾和胃之功，是其他中藥所難達到的。脾在五行屬土，春天肝氣旺，脾土虛弱，而山藥正因為味甘而補脾，抑制肝氣。

山藥還能治療脾胃不和引起的腹瀉，清末有個名醫叫張錫純，大愛山藥，在他的著作《醫學衷中參西錄》記載了這樣一個故事：

> 有一個出嫁的女子患上泄瀉，一連好幾個月，泄得就剩一把骨頭了，婆家請了許多醫生都束手無策，只好通知娘家。娘家父母很著急，馬上動身去看女兒。父親臨行前突然想到，自己去了也幫不上什麼忙，靈機一動，跑來問張錫純怎麼辦。張錫純想了想，告訴他將山藥煮粥服用，每日三次，只要能吃下去，病就肯定能好。於是父親到了女兒家熬粥給女兒吃，神奇的是，沒過幾天，女兒的泄瀉就停止了，一連喝了三個月，身體逐漸恢復了健康。

貼心小叮嚀

要提醒大家的是，山藥雖好，但也不是百無禁忌。它能和胃養脾，也能收斂澀腸，也就是能治療泄瀉，所以有積滯、濕邪者，如便秘、積食等，不宜食用。

芹菜粥幫你降血壓

春天是萬物復甦的季節，草長鶯飛。中醫認為，我們人類的肝臟和草木相似，屬於木性，草木在春天升發，所以肝臟在春天功能也更加活躍，春季養生，以養肝護肝為主，讓肝氣像草木一樣欣欣向榮才好。

春天是各種綠色蔬菜上市的季節，其中的芹菜就有很好的疏理肝氣、平肝降壓的效果，可以做成粥來食用。

 芹菜粥

原料：

芹菜30克、白米100克，鹽少許。

做法：

1. 芹菜洗淨，切成小塊，放入榨汁機中加入適量清水榨汁，取汁備用。

2. 白米淘洗乾淨，加適量清水，大火煮沸後改小火煮成粥。

3. 起鍋前加入芹菜汁和鹽調味。

乍看之下，芹菜入粥沒有什麼特別，而精妙恰恰就是在平凡中孕育神奇。《射雕英雄傳》裡有這樣一段話頗有道理：「洪七公品味之精，世間稀有，深知真正的烹調高手，愈是在最平常的菜肴之中，愈能顯出奇妙功夫，道理與武學一般，能在平淡之中現神奇，才是大宗匠的手段。」芹菜入粥也是一樣的道理。

中醫認為芹菜味甘、性寒，入肺、胃、肝經，具有散瘀破結、醒脾健胃、清熱平肝、清利濕熱、消腫解毒、降壓止眩的功效。據《本草綱目》記載，芹菜與白米煮粥，有「伏熱、利小便」的作用。所謂「伏熱、利小便」，就是清熱利尿。

春季肝陽易動，常使人肝火頭痛、眩暈目赤，此類人群和中老年人多喝一些芹菜粥，對調養肝臟、降低血壓、減少煩躁有一定的作用。

此外，芹菜味道非常奇特，有一股其他蔬菜沒有的清香，相傳唐朝的魏徵嗜芹如命，幾乎每天都用糖醋拌芹菜下飯。所以胃口不好的時候，吃一點芹菜可以改善食欲。

貼心小叮嚀

芹菜雖好，但是它有降血壓的作用，所以血壓低的人不宜多食。在日常生活中，很多人吃芹菜的時候常常把葉去掉，其實這是不科學的。因為芹菜葉的營養要比莖豐富，而且芹菜葉對癌細胞也具有一定的抑制作用。

銀耳百合粥提高免疫力，老少皆宜

春天萬物萌生，然而病菌也蠢蠢欲動了，對於肺來說，是「多事之春」，尤其是老人和孩子，體質較弱，免疫力低下，稍有不慎就容易誘發呼吸道疾病，諸如感冒、咳嗽、肺炎、氣管炎等。

藥食同源，通過飲食調節，調養肺臟，提高人體的抗病能力，就能減少感冒的概率。

 銀耳百合排骨粥

原料：

銀耳10克，乾百合20克，排骨200克，白米100克，鹽適量。

做法：

1. 把銀耳用清水泡發1小時，清水洗乾淨後擇淨，撕成小片；百合用溫水泡發，洗去表面的黃色。

2. 排骨洗淨，剁碎，熱水燙好，洗去浮沫，放入鍋中，加適量清水，大火煮沸後改小火燉1個小時，加銀耳和白米繼續煮半小時；最後放入百合煮熟再調味即可。

銀耳既是營養滋補佳品，又是扶正強壯的補藥，歷代皇家貴族都將它看作是「延年益壽之品」和「長生不老良藥」。中醫認為，銀耳性平、味甘淡，無毒，歸肺、胃、腎經。具有強精補腎、滋陰潤肺、生津止咳、清潤益胃、潤腸通便、補氣和血、強心壯身、補腦提神、嫩膚美容、延年益壽、抗癌等功效。對肺熱咳嗽、肺燥乾咳等症有很好的防治作用。

《本草詩解藥注》中說：「白耳有麥冬之潤而無其寒，有玉竹之甘而無其膩，誠潤肺滋陰之要品，為人參、鹿茸、燕窩所不及。」所以銀耳對陰虛火旺、不受參茸等溫熱滋補的病人來說是一種良好的補品。

銀耳和百合搭配，清甜爽滑，有潤肺燥、健脾胃、化痰止咳的功效。加入排骨、白米，則變成一道美味可口的粥品，既養肺潤燥，又溫暖飽腹，很適合早春乍暖還寒時食用，也適合體質虛弱者食用。

夏季食粥，清熱防暑

夏季是陽氣最盛的季節，氣候炎熱，陽氣外發，伏陰在內，人體陽氣運行也相應地旺盛起來，活躍於機體表面，所以此時也是新陳代謝的旺盛時期。

夏季養生重在精神調攝，保持愉快而穩定的情緒，切忌大悲大喜，以免以熱助熱，火上加油。心靜人自涼，可達到養生的目的。

具體來說，我們順應夏季晝長夜短的特點，及時調整自己工作計畫和生活節奏，適當減緩速度，給自己一點兒空間。業餘時間聽聽音樂、想想美好的事情，或去公園散步、郊遊，盡可能放鬆身體和精神。夏季炎熱容易心生煩躁，所以還應保持淡薄寧靜的心境，凡事順其自然，靜養勿躁。

立夏之後自然界的變化是陽氣漸長、陰氣漸弱，對人體臟腑來說，是肝氣漸弱、心氣漸強的時刻。此時的飲食應以補腎助肝、調養胃氣為原則。夏季飲食宜清淡，以低脂、易消化、富含纖維素為主，多吃蔬果、粗糧。平時可多吃魚、雞、瘦肉、豆類、小米、玉米、山楂、桃、木瓜、番茄等；少吃動物內臟、肥肉、過鹹的食物。

夏季適當食用冷飲有助於降溫避暑，但不可過食，以免損傷陽氣。《孫真人衛生歌注釋》中說：「盛暑之時，伏陰在內，腐化稍遲，瓜果園蔬，多將生痰，冰水桂漿，生冷相值，克化尤難。」就是講夏季人體外熱而內涼，不可過食寒涼食品以傷陽氣，否則會出現消化不良、腹瀉便溏等病症。

苦瓜瘦肉粥，解除上火煩惱

到了夏季，很多人都會出現煩躁、焦慮、激動、失眠等症狀，這就是「上火」的一系列症狀。中醫認為「夏日屬火，主心」，意思是夏季天氣炎熱，高溫會影響身體氣機的平衡，所以人就容易火氣大，情緒焦躁。

夏季煩熱上火的人，可以適當吃一點苦味，苦瓜就是很好的除煩降火食物。

 苦瓜瘦肉粥

原料：

苦瓜、白米各50克，瘦肉25克，鹽、香油適量。

做法：

1. 苦瓜洗淨，去蒂、籽，切丁；瘦肉洗淨，剁成蓉。
2. 將白米放入鍋內，加適量清水煮到米粒黏軟，加豬肉煮爛後放入苦瓜丁，用鹽調味，出鍋時淋上香油即可。

苦瓜雖苦，但這道粥的味道卻不苦。《黃帝內經》中說「苦入心」，「苦」是指苦味的食物，而苦瓜是最具有代表性的苦味食物，性寒味苦，入心經，能夠燥濕堅陰，清除我們體內的濕熱。

清代王孟英也在《隨息居飲食譜》說：「苦瓜清則苦寒，滌熱，明目，清心。可醬可醃。熟則色赤，味甘性平，養血滋肝，潤脾補腎。」所以夏季吃苦

瓜清火要吃青色未熟的。

此外，苦瓜對中暑、痱子、結膜炎等都有一定的食療功效。苦瓜的維生素C含量也很高，具有預防壞血病、保護細胞膜、防止動脈粥樣硬化、保護心臟的作用。

除苦瓜外，杏仁、苦丁茶也有去火的作用。但是要掌握適量、適當的原則。中醫認為，瓜苦屬陰，骨也屬陰，氣同則入，所以，苦瓜走骨，骨重則行動不便。如果平日形體消瘦、手足心熱，有骨病者，要避免多吃苦瓜。

老鴨海帶粥，撲滅心火讓心臟無負擔

前文說過，夏季在五行中屬火，對應的五臟為心，天氣過熱則上火傷心。吃苦味食物可以降火。然而光降火是不夠的，就像是房子著火了，僅僅撲滅火是不行的，還需要把房子重新修建起來，且要注重防火設置的配製，以防更大的火災，正如中醫上說的「心無腎之水則火熾，心必得腎水以滋潤。」夏天滋腎陰，可以選用鴨肉，與海帶一起煮粥。

可千萬別小看這道粥，這裡採用了老鴨、海帶、鹽三種性鹹的食材來滋補腎水、消除心火。

先看主要食材──鴨子，中醫認為，鴨子吃的食物多為水生物，故鴨肉味甘、鹹，性微寒。《日用本草》記載：「鴨肉可滋三陰五臟，清虛勞之熱，補血解水，養胃生津。」由此可見，鴨肉是很適於夏季滋補的食材。凡體內有熱的人，也適合進補鴨肉。鴨子和海帶更是絕配，既能滋補由高溫帶來的苦虛，又有降血壓的效果。

鹽作為調味品的同時，也是一種良藥。鹽味鹹，性寒，入腎經，具有清火、涼血、解毒、軟堅等功效。《本草綱目》中最為推崇鹽，說：「鹽為百藥之王，百病無不用之，故服補腎要用鹽湯。」我們在夏季的時候，吃鹽能起到防止中暑、滋補腎水、保護心臟的目的。

 老鴨海帶粥

原料：

老鴨100克，海帶50克，白米100克，薑絲、蒜片、鹽各適量。

做法：

1. 將鴨肉洗淨，切成小丁；海帶漂洗乾淨，切成小塊；白米淘洗乾淨備用。

2. 鍋內加水適量，將白米煮到半熟，放入鴨肉絲、海帶塊、薑絲、蒜片後熬煮一個小時，調味即成。

薏米綠豆□□粥，祛除身體濕氣

□多人會出現消瘦、身體發重懶得動、食欲缺乏、大便溏泄□□入侵的一種表現，古人稱之為「苦夏」。這是因為夏季□□向體表，形成陽氣在外、陰氣內伏的狀態，此時濕邪就□□向下的特性，所以會導致身重疲倦、食欲缺乏。緩解這□□濕、消暑。

□□薏米粥

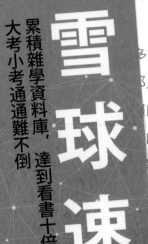

□綠豆40克，薏米50克，鵪鶉蛋4顆，西瓜、玉米□□芋頭、冰塊、紅糖、椰漿各適量。

□□洗淨，分開加水煮熟，儘量不要煮得太爛，

□□，若是老人或體質虛弱等不能吃冰的人，則□□。

□□混合在一起，倒入椰漿中即成。

□□、海南等地又被稱為「清補涼」，是當地人夏日解暑的必備粥品。中國西南氣候高溫濕熱，最適合食用這種消暑祛濕的粥品。

這款粥的主材為薏米，在中藥的分類中，大致可分為解表藥、清熱藥、芳香化濕藥、利水去濕藥等二十餘類，而薏米就是利水袪濕藥的代表，也是藥食同源的食材。如《本草正》中記載：「薏仁，味甘淡，氣微涼，性微降而滲，故能去濕利水。」它就像疏通水道一樣，能把夏季積攢的濕氣排走。再配上消腫清熱的綠豆、西瓜等，很適合夏季消暑之用。

貼心小叮嚀

　　薏米雖好，但是《本草綱目》中把它列為妊娠忌藥，《本草求真》中也記載：「薏米，苦，津枯、便秘、陰寒轉筋，及有孕婦女，不宜食用」。

　　有人覺得薏米性涼，怕傷脾胃，有兩個解決的辦法，第一是和溫熱的食物一起食用，消除它的涼性，所以我們在粥裡加入了紅棗。第二是炒製薏米以去寒涼，鍋燒熱，把生薏米放到鍋中，翻炒到黃色即可。

冬瓜蝦仁粥解熱毒，消除口瘡咽痛

　　到了夏季，很多人都胃口差，吃不下飯，似乎更喜歡去吃火鍋、串串香[*]等高熱量、重口味的食物。雖然打開了胃口、痛快了嘴巴，但是長此以往，腸胃功能就會變差，積累「熱毒」。身體有「熱毒」，表現出來就是長痘痘、口瘡、咽喉腫痛、身上出汗、口臭等症狀，中醫上也稱之為「熱邪」，既是邪毒，就需要清熱解毒，下面我們介紹一款清熱解毒的粥。

[*]註：串串香，中國四川地區傳統小吃，是火鍋的一種形式，又被稱為「小火鍋」「麻辣燙」。

冬瓜蝦仁粥

原料：

鮮蝦50克，冬瓜100克，白米100克，鹽少許。

做法：

1. 新鮮的蝦去頭，剔除蝦線；冬瓜去皮洗淨後切小塊。

2. 鍋中放適量水，下米煮粥，待半熟時放入蝦仁和冬瓜塊。

3. 轉大火煮沸後，轉小火煮至白米、冬瓜熟爛，加入適量的鹽調味出鍋。

冬瓜雖然其貌不揚，卻是藥食兼用的良蔬，具有多種保健功能。冬瓜雖名「冬」，卻是真正的春播夏收的蔬菜，民間有「冬瓜入戶，不進藥鋪」的俗諺。

中醫認為，冬瓜味甘，淡，性涼，入肺、大腸、小腸、膀胱經，有清熱養胃的功效。現代營養學顯示，冬瓜裡含有的維生素C是番茄的數倍，一般水果更是望塵莫及。而且冬瓜不含脂肪，熱量少，能使體內脂肪轉化成熱能，減少脂肪在體內的堆積，是減肥者最理想的食品。

夏天酷熱，身體裡除了有熱毒，加上喝冷飲吃辛辣，很容易導致水濕凝滯，削弱脾胃功能，甚至出現水腫的症狀，這個時候冬瓜就成了「解藥」，配上清淡、高蛋白的蝦仁，既清淡可口又解毒除濕，非常適合夏季食用。

秋季食粥，滋陰防燥

「秋者陰氣始下，故萬物收。」意思是說秋天陽氣漸收，陰氣逐漸強盛起來，萬物成熟，到了收穫之季。從氣候特點來看，秋季由熱轉寒，是「陽消陰長」的過渡階段。人體的生理活動，隨「夏長」到「秋收」而相應發生改變。《黃帝內經》裡說「秋冬養陰」，所謂秋冬養陰，是指在秋冬季節要收斂陽氣，不要使陽氣外泄，以適應自然界陰氣漸生的規律，為來年陽氣生發打基礎。

關於飲食，《黃帝內經・素問・臟氣法時論》中說：「肺主秋……肺收斂，急食酸以收之，用酸補之，辛瀉之。」酸味收斂肺氣，辛味發散瀉肺，秋天宜收不宜散，所以要儘量少吃蔥、薑等辛味之品，適當多食酸味果蔬。

肺喜潤惡燥，秋季燥氣當令，易傷津液，故飲食還應注意滋陰潤肺。可以適當食用芝麻、糯米、白米、蜂蜜、枇杷、鳳梨等柔潤食物。

豬肝鴨蛋粥，滋陰潤肺去秋燥

到了秋天，一些人很容易有強烈的乾燥感，皮膚一下子變得十分乾燥，咳嗽、口乾、喉嚨痛等也接踵而至，因為秋季由熱轉寒，自然也從「生長」轉向「收藏」，燥成為秋季的主氣，所以我們會出現口乾、唇乾、大便乾結、皮膚乾燥等症狀。

《黃帝內經》中提出秋冬養陰除燥的原則，秋天我們需要多吃一些滋陰潤燥的食物。

 豬肝鴨蛋粥

原料：

白米150克，豬肝200克，鴨蛋150克，蔥、鹽、料酒*各適量。

做法：

1. 將豬肝去筋、苦膽部分後沖洗乾淨，切成薄片，放入碗中，加入料酒、鹽、蔥末醃制。

2. 鴨蛋打入另一隻碗，筷子攪勻。

3. 白米洗淨，浸泡半小時後放入鍋中，加水煮沸後攪拌數次，改用小火熬煮約40分鐘，加豬肝片燙熟後，淋上鴨蛋汁，大滾後加鹽調味，淋上香油即可。

*註：料酒即黃酒的一種，可以紹興酒取代。

鴨蛋屬於滋陰的食材，燥的天敵就是「陰」，在中醫看來，體內的所有液體都屬於「陰」，陰是流動的，柔和的，清涼的，能夠滋潤萬物。鴨蛋性味甘、涼，具有滋陰清肺的作用，適應於病後體虛、燥熱咳嗽、咽乾喉痛等病患者食用。搭配豬肝，滋補效果更好。

　　不過，鴨蛋的脂肪和膽固醇含量較高，所以中老年人多食久食容易加重和加速心血管系統的硬化和衰老，兒童多食也吸收不了。

紅米生地粥，滋陰涼血生津液

　　在中國古代第一本營養學著作《飲膳正要》中，特地對秋季養生明確指出：「秋氣燥，宜食麻以潤其燥，禁寒飲。更有主張入秋宜食生地粥，以滋陰潤燥者。」這段話的意思是說，秋天氣候乾燥，應該多食滋潤之物來緩解乾燥，盡量不要吃冷飲。首推生地粥作為秋季的第一滋補粥品。

 紅米生地粥

原料：

生地*50克，紅米100克，冰糖適量。

做法：

1. 取生地黃，洗淨後煎取藥汁備用。

2. 紅米加水煮沸後轉小火熬到軟爛。

3. 加入生地汁、冰糖調味即可。

*註：生地又稱生地黃。地黃入藥分生地黃與熟地黃，鮮採則稱鮮地黃，台灣少見。

此粥出自《食醫心鑒》，生地清熱養陰，《本草彙編》中給予了它很高的評價：「味甘苦，氣寒，沉也，陰也。入手少陰及手太陰。涼頭面之火，清肝肺之熱，亦君藥也。」這句話的意思是說生地味甘性涼，屬於典型的滋陰藥材，能消除頭面部的火毒，清除肝肺的燥熱，是能獨當一面的藥材。

白米糯香滋補，輔佐冰糖更能養陰潤燥。除了秋季日常保健食用，還能夠輔助治療高熱心煩、手足心熱、小便短赤等症。

需要注意的是，煎煮生地的時候一定要選對鍋具，在《雷公炮炙論》中明確記載：「勿令犯銅鐵器，令人腎消，並白髭髮、損榮衛也。」所以千萬不要用鐵鍋熬煮生地。

此外，生地性寒而滯，多食用會影響脾胃的消化吸收功能，所以脾胃虛寒者不宜過多食用。

甘蔗粥最能對付肺熱

孔子在《論語‧鄉黨第十》裡有十幾個「不食」，其中就有「不時不食」，其中的「時」是時節之意。我們要遵守、順應一年時令節氣來合理安排膳食。而這一說法在《黃帝內經》中被精闢地總結為「飲食法地道」。地道就是節氣，也就是說我們要尊重四季的飲食規律去吃應季的食物，可以調養自己的身體。而在秋天，以應季的甘蔗入粥，最適合清熱潤燥、生津止渴。

甘蔗粥

原料：

新鮮甘蔗汁100克，白米100克。

做法：

甘蔗汁兌適量水，和米同煮至軟爛即可。

　　千萬別小看這簡單的甘蔗粥，它可是出自中國養生古籍《養老孝親書》。甘蔗自古以來就是甘涼滋補的佳品，唐代詩人王維曾在詩裡寫道：「飲食不須愁內熱，大官還有蔗漿寒。」

　　甘蔗性味甘寒，入肺經，有清熱潤燥，生津止渴的功效，能治療口乾舌燥、津液不足、消化不良、反胃嘔吐、呃逆、便秘等症。現代醫學研究表明，甘蔗中含有豐富的糖分、水分，此外，還含有對人體新陳代謝非常有益的各種維生素、脂肪、蛋白質、有機酸、鈣、鐵等物質。甘蔗不但能給食物增添甜味，而且還可以提供人體所需的營養和熱量。如果有低血壓、低血糖的症狀，喝一碗甘蔗粥，就會緩解很多。

　　甘蔗粥煮制時不宜稠厚，以稀薄為宜。甘蔗粥雖好，但甘蔗的含糖量很高，過多食用就會導致頭暈、煩躁不安，糖尿病患者不宜食用。

山楂蓮子粥，開胃促消化

上文講，「秋主肺，肺收斂，急食酸收之，用酸補之。」中醫上講肺屬金，通氣於秋，肺氣盛於秋，所以此時應少吃辛味，宜適當增加酸味的食物，以幫助肝臟抵禦過盛的肺氣。

酸味食物的代表是山楂，既能斂氣，又可開胃。

 山楂蓮子粥

原料：

糯米100克，山楂100克，蓮子20克，葡萄乾、桂花各適量。

做法：

1. 將上述材料洗淨，葡萄乾浸泡10分鐘，蓮子和糯米清水浸泡1小時以上，減少煮粥的時間。

2. 糯米放入鍋中，加適量水，大火燒開後轉中小火煮20分鐘，米黏稠後放入蓮子。

3. 山楂去核切碎，倒入粥裡煮化，放入山楂後容易糊底，所以要不時攪拌。

4. 待粥煮好後，放入葡萄乾、桂花調味即可。

這道粥口感甜酸，主材山楂是一種味道酸甜的水果，老少皆宜。山楂也可以入藥，《爾雅》中就有記載，在唐宋以前，人們不知道山楂的藥用，看見山中老鼠、猴子喜歡吃它，就稱它為「鼠楂」「猴楂」，後來古代醫藥學家發現山楂可以入藥。李時珍在《本草綱目》中說，山楂有化飲食、消肉積、增酸開胃的功效。

　　山楂為什麼能夠開胃呢？脾胃主運化，飲食不當的話，脾胃運化的能力就減低了，而山楂味酸、微溫，歸肝、脾、胃經。故能以酸味消導食物、健脾開胃。

　　山楂糯米粥早晚服用一次，有補腎肺、潤腸燥、消食積的功效，能用於治療肺虛咳嗽、氣喘、大便乾結等症，高血壓、高血脂患者經常食用，也有很好的輔助治療作用。

貼心小叮嚀

　　有人覺得山楂做粥麻煩，直接吃生山楂，既省事又有味兒，《本草綱目》上講：「生食多，令人嘈煩易饑，損齒。」山楂只消不補，脾胃虛弱者不宜多食。如果脾虛沒有積食而用山楂，會使脾胃功能更加虛弱。

　　此外孕婦不要吃山楂粥，一般孕婦早期妊娠反應，喜歡選擇味道酸的水果，但不要選擇山楂，因為山楂有破血散瘀的作用，多食會刺激子宮收縮，可能誘發流產。

冬季食粥，驅寒暖身

　　寒是冬季的主氣，寒和風、濕、暑、燥、火一樣，同為外邪。寒為陰邪，多傷陽氣。我們人體的陽氣好比是天上的太陽，太陽賦予萬物光明和溫暖，失去陽氣萬物無法生存。而人體如果沒有陽氣，將失去新陳代謝的活力。所以我們冬天需要「養藏」和「助陽」。

　　中醫對冬季的飲食調養提出了一個原則──「虛者補之，寒者溫之」。歸納起來，就是「溫補」。溫補是應用溫熱性的食物進行補益的方法，現代醫學的研究和中醫不謀而合：冬季氣溫過低，人體為了保持一定的熱量，就必須增加體內糖、脂肪和蛋白質的分解，產生更多的能量，以適應機體的需要，所以必須多吃富含糖、脂肪、蛋白質和維生素的食物。

　　煮粥的話，可以選用羊肉等溫熱食物，核桃、芝麻等具有溫腎補陽的功效，也可入粥。

羊肉粥補腎助陽，讓你冬天不怕冷

古言「冬至一陽生」，冬至時節，寒冷陰氣盛極而衰，人體陽氣開始滋生，因此冬令特別適合進補養生、養精蓄銳，而進補的首選就是羊肉粥。

 羊肉粥

原料：
生薑20克，羊肉100克，白米75克，料酒、鹽各適量。

做法：
1. 將生薑洗淨切片；羊肉洗淨，入開水鍋燙去血水，切2公分見方的塊；白米淘洗乾淨。
2. 將白米、生薑、料酒、羊肉同放鍋內，加適量水，用大火煮沸，然後改用小火煮成粥，加入鹽攪勻即可。

這道粥能暖脾胃、散風寒、增食欲，對脾胃虛寒、冬天手腳不溫者特別有益。羊肉是一味很好的藥食同源食材，它可不同於一般的藥材，具有絕佳的滋補效果，李時珍在《本草綱目》中言：「羊肉暖中補虛，補中益氣，開胃健身，益腎氣、養肝明目，治虛勞寒冷，五勞七傷。」

金元四大家之一的李杲（音同「稿」）也非常推崇羊肉，說羊肉「能補血之虛，有形之物也，能補有形肌肉之氣，故曰補可去弱，人參、羊肉之屬也。」直接將羊肉與人參並列，可見羊肉的滋補功效之大。

不過，羊肉雖能暖身，也不是人人都能多吃的。古人稱羊為「火畜」，可見其熱，張仲景也說過：「宿熱者不可食之。」所以出現咽喉腫痛、牙痛等上火症狀的時候，就不能吃羊肉了。吃了羊肉之後如果有上火症狀，也要停止食用。

花生芝麻粥，補養五臟抗衰老

冬季，人體陽氣內斂，生理活動也有所收斂。而人體的先天之本——腎此時就撐起了大樑——既要為維持冬季的熱量支出準備足夠的能力，又要為來年儲存能量。所以冬季養腎至關重要。

養腎，在飲食方面要多吃些動物性食品和豆類。肉類、核桃、栗子、木耳、芝麻、地瓜等均是冬季適宜食物。

 花生芝麻粥

原料：

白米80克，花生50克，黑芝麻30克，蜂蜜適量。

做法：

1. 白米洗淨放入砂鍋，加適量水大火煮開，轉小火煮粥。

2. 將花生、芝麻碾碎，放到微波爐中加熱，直到有香氣。

3. 往粥裡加入花生、芝麻碎，煮至粥成，加蜂蜜攪勻即可。

這道粥出自養生古籍《馮氏錦囊秘錄》，早晚食用有補肝腎、潤五臟的功效，適用於身體虛弱、頭髮早白、大便乾燥、頭暈目眩、貧血等症狀。

黑芝麻是很好的養腎食物，味甘性平，入肝、腎、肺、脾經，有補血明目、祛風潤腸、益腎養髮，強身體、抗衰老之功效。古代養生學家陶弘景對它最為推崇：「八穀之中，惟此為良，仙家作飯餌之，斷穀長生。」意思是連神仙都拿芝麻當飯吃，以此求得長生不老。

貼心小叮嚀

這道粥品裡的芝麻、花生、蜂蜜都是潤腸之物，腹瀉者不宜食用。

有些人為了省事，在飯菜裡加一點芝麻。其實這樣整粒吃芝麻的方式是不科學的，因為芝麻外面有一層硬膜，只有把它碾碎，其中的營養素才能被吸收。所以芝麻應炒熟後碾碎再食用。

黃精豬肚粥，內含長壽秘訣

有人到了冬天會覺得特別冷，無論穿多少、吃多少都不覺得暖和，手腳冰涼，感覺特別難熬，中醫稱之為「畏寒」，這多是身體受到寒邪侵襲，或自身陽虛陰盛或機體機能失調所造成。這個時候，身體是「缺虛」的狀況，亟須滋補。

黃精豬肚粥

原料：

黃精30克，山藥60克，橘皮15克，糯米150克，豬肚1副，植物油、鹽、蔥薑、花椒各適量。

做法：

1. 洗淨豬肚，黃精煎水取汁待用。
2. 將橘皮切成丁，同糯米一起放入豬肚中，紮緊豬肚。將豬肚放入砂鍋中，加適量水，然後加入黃精汁、油、鹽、蔥薑、花椒攪勻，大火煮沸後改小火煨至豬肚軟爛即可。

此粥從廣東客家餐前湯豬肚包雞演化而來，去雞肉之油膩，添糯米健脾之功效，味道既清淡且香郁，非常適合冬季畏寒的人食用。

黃精又被稱為「神仙餘糧」，性甘味平，入脾、肺、肝、腎經，能補脾益氣，滋腎填精，被歷代醫家推崇。三國的嵇康得到一個道士的長壽秘訣，就是服用黃精，他把此事寫到《與山巨源絕交書》中。《本經逢原》裡說它：「寬中益氣、使五臟調和，肌肉充盈，骨骼強堅，多年不老，顏鮮明，髮黑白，齒落更生。」而《本草便讀》則說：「黃精為滋膩之品，久服令人不饑。藥味甘如飴，性平質潤，為補養脾陰之正品。」很適合冬天滋補食用。

有一些中藥入粥不適合老人、幼兒食用，而黃精則沒有這些禁忌，只要用量得當，長期服用還能補脾健腦。

山藥也是很好的平補之物，跟糯米一起煮粥，溫胃散寒、補脾健胃效果很好。

第三章

適合全家人的滋補粥

　　不同年齡階段，對營養的需求也不同，要想一碗好粥照顧到全家的脾胃，是不現實的。對於不同的家庭成員或者不同年齡階段的人，煲粥也必須有所側重。

兒　童

雞內金小米粥，專治幼兒積食

經常會看到有些孩子面黃肌瘦，父母會解釋：「孩子吃飯吃得多，但就是不胖。」

為什麼吃得多卻不胖？這是因為孩子的脾胃虛弱。我們人的營養來源於脾胃消化與吸收，胃主受納，脾主運化，就是說只有吃進食物，並經過消化吸收等環節，使食物變成營養物質，才能使人發育正常，面色紅潤有光澤。而小兒一旦脾胃虛弱，受納遲滯，運化失常，就會出現面黃肌瘦的狀態。

對於脾胃虛弱的小兒，飲食應以清淡且富含蛋白質、維生素和微量元素等易消化的食物為主，不可過於油膩，儘量多喝粥，以利於脾胃消化和吸收。

在諸多中藥中，雞內金有很好的健脾助消化功效，而且性質平和，非常適合兒童積食、食欲缺乏的調理。

 雞內金小米粥

原料：

雞內金粉15克，小米50克。

做法：

將小米洗淨，放入砂鍋內加適量水煮粥，待粥沸後加入雞內金粉，直到小米黏軟。

雞內金的味道有點兒苦，如果孩子不適應，可以加糖調味遮蓋。

雞內金粥能補小兒脾胃、助消化，同樣適用於脾虛泄瀉、食少體倦的大病初愈者。

雞內金不是什麼神秘的藥。雞胃裡有一層黃色的殼，這就是雞內金。它的得名既由於顏色相似黃金，又因為古代醫學家覺得它的藥用價值非常高，故名為「金」。據《本草綱目》記載，雞內金可「治小兒食瘧，療大人淋漓反胃，消酒積，主喉閉乳蛾，一切口瘡，牙疳諸瘡。」

為什麼要用雞內金粥調理小兒脾胃呢？小兒飲食不當，傷害脾胃，食物就會淤積在體內，導致厭食。雞內金是雞的胃，雞胃的消化功能相當強大，連吞進去的小石子都能消化，所以善化淤積，積食化去，幼兒的胃口自然就好了。還有一個原因，中醫講究「以臟補臟，以形補形」。雞內金是雞胃，對脾胃也有補益的效果。

此外，鴨內金、鵝內金也可以入粥緩解、治療積食腹脹，只是效果不如雞內金好。

綠豆粥，給孩子清熱最安全

現在父母對孩子的飲食越來越注重精細、豐富和口味，雞魚肉蛋、山珍海鮮變著法地給孩子吃，但是這樣吃的後果就是容易上火。清代名醫徐大椿在自己的著作裡提出：「小兒純陽之體，最宜清涼。」意思是說，嬰幼兒生長發育旺盛，生機蓬勃，體內陽氣佔據優勢，易患熱病，陰津易傷。如果再吃大魚大肉，肯定會引起上火，相反應當以清涼為宜。

下面就介紹一款適合兒童去火的粥。

 綠豆粥

原料：

白米30克，綠豆50克，白糖適量。

做法：

1. 白米、綠豆用清水洗淨，浸泡2個小時。

2. 將綠豆放入鍋中，加適量清水，大火煮沸後轉小火煮30分鐘，至綠豆酥爛時，放入白米，用中火煮20分鐘，煮至米粒開花、粥湯稠濃，加入白糖調味即可。

有人可能會說，綠豆太涼了，怎麼適合孩子呢？上面說過，小兒純陽之體，最宜清涼，適量地喝點兒綠豆粥，可以清熱解毒、滋補津液。

千萬別小看綠豆，綠豆有「食中佳品，濟世長穀」之稱，「食中佳品」評語平平，然而「濟世」兩個字則足以讓我們耐心琢磨了。古代醫者有大慈仁心，救人於病痛，普濟眾生者，才可稱之為懸壺濟世。那麼小小綠豆何德何能可以得到這樣的美譽呢？《本草求真》給出了我們答案：「綠豆味甘性寒，有言能厚腸胃、潤皮膚、和五臟及資脾胃，緣因毒邪內熾，凡臟腑經絡皮膚脾胃，無一不受毒擾，服此性善解毒。」這句話的意思是說，小兒上火，身上出現熱毒，喝點兒綠豆粥，熱毒隨著尿液排出，上火症狀就能排解了。

現在市面上賣的很多寶寶去火茶，標榜是純植物、純中藥，但是幼兒臟腑嬌弱，服用烈性的去火茶會引發不可逆的副作用，綠豆粥才是真正的溫和不刺激、去火解毒的好「藥」。

香蕉蛋黃粥，讓寶寶愛上吃飯

　　水果入粥，在粵菜系中比較常見。我們平常吃慣了蔬菜或肉類入粥，其實新鮮水果入粥也是很合適的。尤其是清香味更適合寶寶的胃口，因為寶寶的味覺非常靈敏，水果的清新爽口加上噴香的白粥，哪怕如此輕微的改變，都能讓他們覺得驚喜。

　　下面就介紹一款適合寶寶的水果粥。

 蛋黃香蕉粥

> **原料：**
> 熟蛋黃1個，香蕉半根，白米50克。
> **做法：**
> 1. 將蛋黃搗碎、香蕉碾碎成泥。
> 2. 將白米加水煮粥，取粥油*，與蛋黃、香蕉混勻即可。

　　蛋黃香蕉粥口感潤滑，香甜可口，最適合小寶寶食用。

　　中醫認為，香蕉性味甘寒，入脾、胃經，有清熱潤腸、潤燥止咳的功效。《本草綱目》中說它「除小兒客熱」，「客熱」指的是虛熱或者假熱。意思是說，在小兒發熱或內熱導致的便秘、上火時，吃一根香蕉，很快就可以緩解。

　　現代醫學研究發現，香蕉中含有泛酸等成分，能夠能減輕心理壓力，解除憂鬱，令人快樂開心。

*註：粥油指粥煮好後，上方的濃稠狀液體。

貼心小叮嚀

　　家長要注意的是，香蕉是澱粉豐富的水果，吃多了反而會引起消化不良，而且會妨礙寶寶的飲食，造成營養缺乏。而且香蕉攝入過多，會引起胃腸功能紊亂，所以寶寶多吃香蕉並不好。

青少年

香菇牛肉粥，幫助身體發育

　　青春期是兒童發育到成年的過渡時期，年齡大致在12～18歲，女性比男性約早兩年。這是身體發育突飛猛進和性成熟的階段，是一生體格、體質、心理和智力發展的關鍵時刻。

　　從形態看，孩子身高、體重、肩寬、盆寬均有突增趨勢，生理、心理發展也與之平行。這時期的生長速度、性成熟度、學習能力、運動成績及勞動效率等均與營養狀況關係密切。這是人類對熱能和營養素需要最多的階段，對熱能及營養素的不足或缺乏也最敏感，對各種營養的需求量遠遠高於成人，因此營養問題顯得更為重要。蛋白質的需求量最大，所以應注意食用富含蛋白質的食物，以滿足青少年生長發育需求。

香菇牛肉粥

原料：

鮮香菇60克，牛肉30克，白米100克，蔥15克，薑10克，鹽適量。

做法：

1. 將香菇去梗洗淨，切成細丁，牛肉洗淨切絲，白米淘洗乾淨。

2. 將香菇、牛肉、白米共同放入鍋內，加適量水用小火煮至肉爛米熟。

3. 加蔥末、薑片、鹽，再煮3分鐘即可。

　　牛肉性味甘平，《本草綱目》讚它能「安中益氣、養脾胃，補虛壯健、強筋骨，消水腫、除濕氣」。在古代肉食動物中，數牛的地位最高，中醫認為，牛肉是「甘」味的食物，甘味是入脾的，人體的氣血、五臟六腑的營養都是脾胃化生的，使人身強力壯。

　　無獨有偶，在非洲部落流行著一個說法，如果一個人生了大病，需要吃一整頭牛的肉才能恢復元氣和健康。現代醫學則認為青少年在身體發育的黃金時期，對營養物質需求量大且全，牛肉的多種營養物質能促進肌肉和骨骼的生長，還可以促進大腦的發育，提高智力。

　　牛肉與香菇入粥，不但提味，而且可以讓理氣補益的效果更強。

核桃小米粥，讓孩子學習更輕鬆

　　青少年的身體發育很快，身體需要大量的營養支援，同時緊張的學習、較強的腦力活動會使體內的能量物質消耗較大，尤其處於生長高峰，需要益智的食材進補。下面介紹一款適合青少年益智的粥。

核桃小米粥

原料：

白米50克，小米30克，紅棗10枚，生核桃仁50克，葡萄乾20克。

做法：

1. 將葡萄乾用溫水泡軟，洗淨備用，把核桃仁用熱水浸泡30分鐘，去皮碾碎（不去皮亦可）。
2. 將白米和小米淘洗乾淨，下鍋加水煮粥。
3. 待米粒黏軟後放入核桃碎、紅棗，用中小火煮至米粥黏稠為止。

　　這款粥味道甜美，核桃為「益智果」，中醫認為，核桃性溫味甘，無毒，有健胃、補血、養神等功效，在《神農本草經》裡被列為久服輕身益氣、延年益壽的上品，明代李時珍說它能「行氣養血，補腎健腦」。而且核桃仁形似我們的大腦，也有「以形補形」之效。不僅中國人知道核桃的好處，在俄羅斯，

核桃被稱為「大力士食品」，極受腦力工作者歡迎。

不過，核桃有通便的作用，腹瀉之人不宜多吃。有的人喜歡剝掉核桃仁表面的褐色薄皮，其實這樣會損失掉一部分營養，所以無論是直接食用還是煮粥做菜，最好不要剝掉這層皮。

鴿子粥，讓身體強壯

絕大多數高蛋白的食物都是肉類，高蛋白的食品多有高脂肪、高膽固醇等特點，食用過多會給青少年健康留下隱患。下面介紹一款高蛋白、低脂肪的滋補粥。

 鴿子粥

原料：

香米50克，珍珠米50克，鴿子1隻，食用油、生抽[*]、蠔油、鹽各適量。

做法：

1. 鴿子肉切成小塊，加生抽、蠔油醃10分鐘。
2. 將紅棗、香米和珍珠米洗淨備用，一起煮粥。
3. 將鴿肉入油鍋大火爆炒至變色，盛出備用。
4. 把鴿肉倒入煮開的米粥中，繼續大火熬煮，並不時攪動鍋底，以防黏鍋，待米爛肉熟即可。

[*]註：指顏色較淡的一般醬油，即市面常見的釀造醬油。

　　鴿子粥為南方常見的滋補粥品，鴿子又被稱為「白鳳」，肉味道鮮美，營養豐富。中國民間有「一鴿勝九雞」的說法，中醫認為，鴿肉易於消化，具有滋補益氣、袪風解毒的功能，對病後體弱、血虛閉經、頭暈神疲、記憶衰退有很好的補益治療作用。

　　最重要的是，鴿子肉的脂肪含量僅0.3%，低於其他肉類，蛋白含量為24%，超過牛、豬、羊、雞、鴨和鵝等肉類，所含蛋白質中有許多人體必需的胺基酸，且消化吸收率也很高，所以非常適合青少年食用。

　　不過，鴿子肉的營養價值高，但缺乏維生素C、維生素D以及人體正常生命必需的碳水化合物，所以我們用香米和珍珠米搭配，以補充鴿肉的營養不足。

貼心小叮嚀

　　鴿肉很腥，因此煮粥之前最好用生薑和料酒爆香。熬粥用的米，最好是用一半香米加一半珍珠米混合熬制，口感更清香綿軟。

孕　婦

酥蜜粥緩解腹脹便秘，貼心又滋養

便秘是孕期常見的煩惱之一，這是因為懷孕後體內激素分泌異常，胃腸蠕動減慢，越到妊娠晚期，便秘會越嚴重，導致孕婦腹痛、腹脹。

孕期便秘嚴重的話，會增加腹腔壓力，對胎兒是很不利的，而且不能隨便吃藥，這時不妨試著用食療解決。下面就介紹一款孕期緩解便秘的滋補粥。

酥蜜粥

原料：

酥油*30克，蜂蜜15克，白米60克。

做法：

先將白米入鍋，加適量水煮沸後加入酥油，直到米粒黏稠，出鍋後晾到溫熱放入蜂蜜即可。

這道粥出自李時珍的《本草綱目》，《隨息居飲食譜》給予酥蜜粥很高的評價：「潤燥充液，滋陰止渴。」酥油可滋養五臟，補益氣血，潤澤毛髮。白米健脾悅顏，潤肺補虛。煮粥服食，香甜油潤，又增加補益之力。

蜂蜜是酥蜜粥的一大主角，中醫認為，蜂蜜性味甘、平，入肺、脾、大腸經，有補中益氣、緩急止痛、潤肺止咳、潤腸通便、解毒療瘡之功。孕婦一

*註：即脫水奶油或一般奶油。

般都會有燥熱的症狀，蜂蜜清熱的效果非常好。《三國志》中有這樣的記載：
「術既為雷薄等所拒，留住三日，欲得蜜漿，又無蜜。嘆息良久，因頓伏床
下，嘔血斗餘而死。」意思是袁術遭遇敵人圍攻慘敗，逃出來後因為天氣炎熱
要蜂蜜水喝，侍衛說沒有蜂蜜，袁術嘆息，吐血身亡。歷史就是開了這樣一個
冷玩笑，袁術兵敗急火攻心，如果有一杯蜂蜜水除去他的燥熱，也許他就不會
吐血身亡了。

　　這道酥蜜粥因為蜂蜜糖分高、酥油（奶油）脂肪高，飲用過多容易導致妊
娠糖尿病，所以一定要適量飲用，有便秘症狀時，每天早上飲用半碗即可。

烏雞粥，讓孕媽媽不貧血

　　由於特殊的生理特點，女性成為最容易貧血的人群，而妊娠後胎兒快速發
育，從母體吸收營養，更容易造成母體氣血不足，這個時候就需要大補之物來
補氣養血，供養母體及胎兒。下面介紹一款補血行氣的孕婦粥。

烏雞粥

原料：

烏雞肉200克，糯米100克，蔥3段，薑2片，鹽、料酒各少
許。

做法：

1. 將烏雞肉切小塊，燙去血水；洗淨糯米，浸泡2小時。

2. 將烏雞放入砂鍋，加清水、蔥、薑，大火煮沸後改小火
　　煨煮至湯濃爛；加入糯米煮至粥成，加鹽調味即可。

烏雞又被稱作烏骨雞，渾身上下，甚至骨頭、內臟都是烏黑的，歷來被視為「藥雞」，最適合女性養氣血之用。《本草綱目》中說它：「甘平無毒，補虛勞羸弱，止消渴中惡，益產婦，治婦人崩中帶下，虛損諸病。」現代醫學研究表明，烏雞內含豐富的黑色素、蛋白質、維生素B群，及多種胺基酸和微量元素，其中菸鹼酸、維生素E、磷、鐵、鉀、鈉的含量均高於普通雞肉，膽固醇和脂肪含量卻很低，是營養價值極高的滋補品。孕婦喝烏雞湯可以滋陰清熱、補肝益腎、預防貧血。

產後女性

紅糖小米粥，促進身體恢復

女性產後會出現氣血兩虛的情況，要適當進補以促進身體恢復，這樣才能更好地餵養寶寶。

但是要注意，產後不要立刻大補，以清淡營養為主，這個時候身體還沒有恢復，就算大量進補也很難吸收，還容易長胖。下面介紹一款既能補養氣血又可調理產後生理的經典粥。

紅糖小米粥

原料：

小米50克，紅棗10枚，紅糖10克，花生碎、瓜子仁各少許。

做法：

1. 小米淘洗乾淨，用清水浸泡30分鐘左右；紅棗洗淨，去核，紅棗肉切碎備用。

2. 鍋中注入適量清水，燒開後放入小米，轉小火慢慢熬煮，待小米粒粒開花時放入紅棗碎，攪拌均勻後繼續煮，待紅棗肉軟爛後放入紅糖、花生碎拌勻，再煮幾分鐘即可。

大多數人有這樣一種誤解，進補的食材越貴重越好，服用燕窩、魚翅才叫滋補。其實這是錯誤的看法，食物分平、寒、涼、溫、熱五性，無論吃什麼，最重要的是適合自己，而最適合生產女性的食材就是平常不起眼的小米粥。中國北方許多婦女在生育後，都有用紅糖小米粥來調養身體的傳統。

小米熬粥營養豐富，有「代參湯」之美。李時珍的《本草綱目》中記載：「粟米氣味鹹，微寒無毒，主治養賢氣，去脾胃中熱。益氣，陳者苦寒，治胃熱消渴，利小便。」產婦生產完，身體虛弱，小米粥強大的益氣功效能夠幫助產婦恢復氣血和體力。另外，小米含有豐富的維生素B_1，能舒緩產婦的心情，緩解疲勞，預防憂鬱症發生。

而和小米搭配的紅糖，自古以來就是女性的養生佳品，民間有諺語：「女子不可百日無糖。」這個糖就是紅糖。紅糖性溫，有化瘀生津、散寒活血、暖胃健脾、緩解疼痛的功效，非常適合產婦食用，對產後惡露有很好的促排作用。

阿膠紅棗粥，把虧虛的氣血補回來

一些產婦生產後氣虛，惡露不盡，身體機能恢復緩慢，這樣的人可以喝一點兒阿膠紅棗粥來養血止血。

 阿膠紅棗粥

原料：

紅棗10枚，阿膠10克，白米100克。

做法：

1. 將紅棗、白米淘洗乾淨，阿膠打成碎末。
2. 鍋內加入清水，放入紅棗、白米煮粥，待粥成後加入阿膠化開即可。

阿膠，因產自東阿而得名。沈括交代其來歷：「阿井水，性趨下，清且重。取井水煮膠，謂之阿膠。」阿膠和人參、鹿茸並稱為滋補三大寶。它味甘、平，歸肺、肝、腎經，有調脾胃、補氣血的作用。

古方的阿膠要在炭火上熬七七四十九天，才能取得真膠。相傳阿膠和慈禧太后還有一段淵源，慈禧生皇子後身體一直不好，後來得山東籍戶部官員陳總媯進奉的阿膠補氣血。此後常年服用，年至六旬時仍如妙齡女子。

阿膠最善補血，它的性味甘平，專入肺經養血，而中醫講肺朝百脈，參與了氣血循環，阿膠補氣入肺，而肺是血之上源，所以阿膠能收到補益氣血的作

用，清代著名的醫學家稱它為「血肉有情之品，滋補七經八脈之藥」。女性生完孩子後氣血虧損，喝阿膠粥，能夠起到益氣固精、養神止血的功效，對產婦康復、身體機能調理、催乳下奶都很有幫助，特別是冬天生孩子的產婦，服用阿膠效果尤佳。

貼心小叮嚀

　　要注意的是，阿膠最好是選陳的。俗語說：「人參要新、阿膠要陳。」新制的阿膠帶著一些火毒，食用後會使人產生火氣和腫毒，所以最好選用陳阿膠。

中年男女

白蘿蔔粥能清腸去火

　　中年男女，職場壓力大，應酬多，觥籌交錯、大魚大肉之後，會出現口渴、牙疼、消化不良等症狀，這個時候可以喝一碗白蘿蔔粥清理腸胃，清火解毒。

白蘿蔔粥

原料：

白蘿蔔50克，白米25克，紅糖10克。

做法：

1. 將白蘿蔔洗淨切丁，白米洗淨。

2. 將白米加適量水煮粥，待米粒煮軟後加入白蘿蔔丁，大火煮沸，然後改用小火煮15分鐘，加入紅糖調味即可。

民間有句俗諺：「魚生火，肉生痰，蘿蔔白菜保平安。」這句話是非常有道理的。火在中醫裡有胃火的意思，痰是濕氣的凝聚，而痰和火都是由於食用過多魚肉之類的溫熱食物，導致體內津液代謝旺盛，在身體上反映出來就是口渴、牙疼、牙齦腫爛、出血、消化不良、肥胖等症狀。而白蘿蔔卻是胃火和痰濕的剋星，它性味寒涼，有強大的清熱解毒效果，符合中醫「中和」的治療原則。

現代醫學也證明，蘿蔔裡含有非常豐富的纖維素，可以起到刺激腸胃蠕動、通便的作用。所以，我們平常多吃一些蘿蔔粥可以去火清胃，達到平衡體內寒熱、保持身體平和的目的。

這款養胃白蘿蔔粥開胸順氣、健胃，不但適合中年男女，也適合小兒消化不良、腹脹等症。經常食用，有利於調節胃腸功能。

人參粥緩解疲勞，讓你保持活力

人們總是有個誤解，老人年老體衰需要進補，幼兒脾胃虛弱需要進補，其實中年人生活工作壓力大，身體虛虧，更需要注重調養滋補。下面就介紹一款適合中年男女進補的粥。

 人參粥

原料：

人參5克，白米100克，白糖少許。

做法：

1. 將人參洗淨，切成薄片，用冷水浸半小時，水煎取汁，共煎2次，合併煎煮液，再分為2份。
2. 白米加水煮粥，待熟時調入1份人參藥汁，再加入白糖煮一二沸即成。每日早晚各服1次。

《紅樓夢》中多次提到人參，林黛玉配藥要用人參，秦可卿月經不調每天要吃二錢人參，賈母所藏的人參都是指頭粗細的，王夫人送整枝參給楊提督太太，王熙鳳小產血崩後要用人參調經丸，裡面的太太、小姐似乎都離不開人參，這是因為人參是養血行氣的大補中藥。中醫認為，人參性味甘、微苦、溫，入脾、肺經，有大補元氣、補益脾肺、生津止渴、安神定志之功。現代醫學研究表明，人參可提高機體抵抗力和免疫力，調節人體膽固醇代謝，抑制高

膽固醇血症產生，並能增強心臟收縮力，興奮人體中樞神經系統，刺激造血器官等。

而和人參搭配的白米，有補中益氣之功，《名醫別錄》言其「主益氣，止煩，止泄」。兩者煮粥服食，不僅起協同作用，還有助於人參在胃腸的消化吸收。

要注意的是，這款粥補氣作用顯著，所以服用後忌吃蘿蔔（含紅蘿蔔、白蘿蔔和綠蘿蔔）和各種海味，也不要急著喝茶，以免人參的補氣功效受損。

桂枝湯：先喝湯再喝粥

中醫認為，女性體質屬陰，最怕的就是寒涼，寒和涼會讓女性氣血運行緩慢，還會造成毛孔粗大、脂肪堆積。既然寒涼有害，我們就要及時驅寒。驅寒的辦法很多，最簡單有效的莫過於喝桂枝湯。

 桂枝湯

原料：
桂枝9克，芍藥9克，生薑9克，紅棗3枚，甘草6克，熱的稀粥1碗。

做法：
將上述藥材熬製成湯，待溫度合適後服用，服用後再喝熱粥。

桂枝湯出自名門，東漢名醫張仲景凝就畢生心血，留下了《傷寒雜病論》，開篇就是桂枝湯。

桂枝是肉桂樹的乾燥樹枝，肉桂樹在古代被稱作「侵樹」，似乎有一種侵略的力量，排除了其他風木之氣，周圍長不出其他雜木。入藥後，桂枝在身體中慢慢發散開，能溫通散寒，助發陽氣。

生薑在古代被寫作「羌」，也有驅寒發散之效，在中醫裡素有「人不可百日無薑」的說法。桂枝生薑配以解毒的甘草、養血的芍藥，最能發汗驅寒。

對於女性來說，有饑餓、疲勞、精神緊張、受寒感冒、體質虛弱、妊娠嘔吐、月經不調等症狀時，都可以喝桂枝湯。喝完出汗，再舒舒服服睡上一覺，醒來就會發現身上輕鬆了許多。

更年期女性

玫瑰花羊肝粥除煩解鬱，安度更年期

更年期婦女在自然絕經前後由於生理改變，機體一時不能適應，就會出現一系列以自主神經功能失調為主的症狀，稱為更年期症候群。中醫上多把它歸屬於「臟躁」範疇，認為要緩解更年期症候群，就應以滋補肝腎、疏肝理氣、健脾安神為主。粥能養胃，再加入一些養肝補腎、疏肝理氣的食材或中藥，就是很不錯的一種調理方式。

玫瑰花羊肝粥

原料：

乾玫瑰花15克，鮮羊肝200克，白米100克，蔥花、薑末、蒜、油、鹽各適量。

做法：

1. 鍋中加少許油，燒熱後加入蔥、薑末炒香，然後加入羊肝煸炒。

2. 白米洗淨，加水煮粥，待粥將成時加入羊肝，繼續用小火煮至粥成。

3. 加入玫瑰花瓣，再煮片刻，加鹽調味即可。

　　這道粥從《飲膳正要》中的玫瑰花烤羊肝演化而來，女性在更年期的時候會出現肝氣鬱結的症狀，可以食用這道粥來調理。

　　關於玫瑰花，《食物本草》中謂其：「主利肺脾、益肝膽、食之芳香甘美。令人神爽。」在中藥學中，玫瑰花被歸結為理氣藥。肝臟主疏泄，肝氣生發，疏泄正常，身體才會平和健康；肝氣受到阻滯時，容易出現胸肋脹痛和急躁易怒等不良情緒，中醫上稱之為「肝氣鬱結」。玫瑰花性味甘、微苦、氣香性溫，最能柔緩肝臟、宣通窒滯。此外，羊肝也是很好的補肝食物，能幫助疏肝氣，而且符合中醫「以臟補臟」、同氣相求的原則。

上湯益母草粥，更年期生理不紊亂

很多女性到了更年期，會發現自己的身體狀況明顯下降，皮膚變差，出現斑塊，經期變得不準，時多時少，時有時無。這時候不妨喝一點上湯益母草粥來調理。

 上湯益母草粥

原料：

益母草50克，豬瘦肉50克，雞蛋1個，白米100克，鹽、花生油、醬油、胡椒粉各適量。

做法：

1. 豬瘦肉剁碎，加少量醬油、鹽、胡椒粉醃制；益母草洗淨切碎。

2. 將白米洗淨下鍋，加水煮開，加入豬瘦肉快速攪拌，以免黏在一塊。

3. 煮至粥成時，將雞蛋打散沿著鍋邊倒入，加入益母草後關火。

4. 用粥的熱度將雞蛋、益母草燙熟，最後加鹽調味即可。

粵菜中有上湯益母草，這裡將其變為粥，功效相當，而且味道更加鮮美清香。益母草可謂女性的好朋友，能益血養顏。相傳它的名字來自唐朝大將程咬金。程咬金的母親生他的時候落下了產後疼痛的毛病，程咬金長大後為母親求醫問藥，有人告訴他煎一種草能治，他便採煎奉母，病果然好了。於是他就給此草取名為益母草。

當然這個故事還有不同的版本、不同的主人公，故事雖都有些傳奇，但對益母草的功效卻沒有誇大。我們靠氣血運行而維持生命，血充足，人的臉色就會紅潤，精神飽滿。氣能行血，氣行則血行，氣凝則血凝。女性到了更年期，身體感覺到疼痛、心情煩悶、臉上長斑塊、經期不準，這都是血瘀、氣瘀在作怪。瘀就是不通，這就是中醫說的「痛則不通，通則不痛」的理論。益母草味辛，性苦，比較擅長「通」和「破」，就像挖開洪水淤泥的工具一樣，能理氣活血，破除淤積。

這道粥同樣適合月經將至的普通女性調理身體，如果到了濕氣重的長夏季節，可以把白米換成薏米，清熱祛濕效果很好。

老年人

豬骨粥補腎氣，預防骨質疏鬆

進入老年後，人體的各器官生理功能發生變化，老年人的營養和飲食要求也發生了改變，所以必須攝取足夠的營養素，才能維持機體的正常運行。

　　不過，老年人營養的攝入和青壯年有很大的不同，要格外注意攝入數量和品質。人到老年，一個明顯的特點是身子骨變差了，鈣質流失或者補充不及時，就會骨質疏鬆，出現駝背的現象；腎氣虧虛也會影響骨骼的健康，所以補養首先要從補腎強骨做起。

 ## 豬骨粥

原料：

豬脊骨*300克，白米100克，薑絲、蔥末、鹽各適量。

做法：

1. 豬脊骨洗乾淨，加鹽、薑絲、料酒拌勻，置於冰箱內醃制20分鐘。
2. 白米洗淨瀝水，加入食用油拌勻放置1個小時，然後加入適量清水煮粥。
3. 待粥煮沸後加入豬脊骨、薑絲，煮至米爛肉熟即成。

　　豬骨味甘，鹹，入脾、胃經，能補脾氣、潤腸胃、豐骨肉、潤皮膚，養血健骨。《隨息居飲食譜》直接將豬骨定位為「補髓養陰，宜為衰老之饌」。打一個比方，人的身體相當於一部大型機器，而臟器相當於零件，骨骼就相當於機器的軸承，如果缺乏養護，零件和軸承就會出現故障，所以我們的進補方向應該調整為修理、養護機器。營養豐富、味道絕美的豬骨就承擔了這一任務，所以老年人可以常吃。

　　有人吃不慣豬骨的油膩，可以用羊骨進補，效果也不錯，但是相比於豬骨，羊骨性甘、溫，有熱症之人最好不要食用。

*註：又稱豬背骨、豬龍骨。

蓮子粥，安神助眠還能防癡呆

人到老年，很容易氣血雙虧，脾胃不足，這個時候可以喝一點兒蓮子粥，對身體很有好處。

蓮子粥

原料：

糯米60克，桂圓肉10克，去心蓮子20克，紅棗6枚。

做法：

1. 將蓮子洗淨，紅棗去核，糯米洗淨浸泡2小時以上。

2. 將蓮子與糯米加適量水，小火煮40分鐘，然後加入桂圓肉、紅棗再煮15分鐘，加適量冰糖煮化，攪勻即可。

蓮子能平補心脾、下交腎水、安神寧志。我們在古裝劇中經常看到，妃子動輒為熬心血的皇帝做一碗蓮子羹，就是取蓮子其安神、補腎脾的功效。藥理研究證實，蓮子有鎮靜、強心、抗衰老、抗腫瘤的作用，其中含有豐富的鈣、磷和鉀，除可以養護骨骼的牙齒外，還有促進凝血，使某些酶活化，維持神經傳導性，鎮靜，維持肌肉伸縮性和心跳節律等作用。

粥裡蓮子清熱，桂圓滋陰，紅棗、糯米養血，搭配在一起健脾補氣效果極佳。難能可貴的是，一般的補益藥或多或少有一些禁忌，蓮子卻不同，它極其平和，一般人都可以食用，中老年人、體虛、失眠、食欲缺乏及癌症患者更宜。

第四章

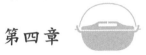

喝出平衡體質的養生粥

　　人體的構造雖然相同，但體質卻各不相同，對外界環境的反應也各異，中醫將人的體質分為九種。治病講究對症下藥，不同體質的人，在調養上也要做到因人而異，辨體質而養，這樣才能及時讓偏頗的體質回歸平衡。

氣虛體質

平時我們經常看到有些人精神狀況很差，動不動就覺得很累很疲乏，身體抵抗力也不好，容易感冒，這類人實際上就是氣虛。

俗話說「人活一口氣」。你身體裡「氣」不足，就會形成氣虛，尤其是那些大病久病、過度用腦和重體力勞動者，最容易形成氣虛體質。氣虛的時間長了，就容易發生肥胖症、內臟下垂等疾病。

可能有人會問，我怎麼知道自己的體質是否氣虛呢？有沒有判斷的標準？這個並不難，以下是氣虛體質的典型特點，大家對照一下：

1. 平時說話聲音低弱，氣短懶言。
2. 容易疲乏，精神不振。
3. 冬天怕冷，夏天怕熱，適應性差。
4. 容易出汗。大便易稀塘，小便顏色清且量多。
5. 抵抗力差，易患感冒，患病後不容易恢復。
6. 舌淡紅，舌邊有齒痕，脈弱。

中醫認為，氣虛者身體幾乎都屬寒性，腸胃發寒，導致消化功能低下。所以氣虛者在食療方面應該暖身健胃，提高腸胃的消化功能，減少腸胃負擔，宜多吃具有益氣健脾的食物，如山藥、小米、地瓜、芡實、黃豆、白扁豆、香菇、胡蘿蔔、蓮藕、牛肉、雞肉、鵪鶉蛋、紅棗、葡萄乾、桂圓、蜂蜜、泥鰍、鱔魚、黃魚等。

對於易腹瀉、便溏者，可加熱食用馬鈴薯等蔬菜，在補氣方面具有立竿見影的效果。而對於易疲勞、易感冒的氣虛者來說，在日常飲食中多吃些牛肉、

雞肉、蝦等補氣食物，也能起到很好的調理作用。

下面就給大家推薦幾款比較適合氣虛體質者食用的粥，經常喝可暖身健胃，補益中氣。

 ## 山藥粥

原料：

鮮山藥120克，小麥麵粉30克，蔥末、薑末、紅糖各適量。

做法：

1. 將鮮山藥去皮，洗淨，切成薄片，再搗為糊狀。
2. 鍋中放入適量水煮沸，邊攪邊放入山藥糊。
3. 煮沸後再放入小麥麵粉調勻，之後再放入蔥末、薑末及紅糖等，煮成粥糊即可。

山藥具有補益脾胃、益肺補腎之功，適用於脾胃虛弱、食少便溏、腹瀉帶下、肺虛久咳、腎虛遺精等症。《本草綱目》言其「益腎氣，健脾胃，止瀉痢，化痰涎，潤皮毛」。山藥補而不滯、不熱不燥，能補脾氣而益胃陰，是培補脾胃之氣而且性質平和的食物。

山藥粥適用於心氣不足、心悸怔忡、自汗盜汗、脾胃虛弱、虛勞消渴、食欲缺乏、消化不良、腹瀉久痢、男子遺精早洩、女子帶下的人群。另外，若能經常食用山藥粥，還能延緩細胞衰老，延年益壽、美容養顏。

山藥粥應溫熱服食，由於性質平和，常年均可食用。除了將山藥做成粥，也可以將其磨成粉，取適量放入杯中，倒入熱水或牛奶沖泡飲用，根據個人喜好加入蜂蜜、杏仁也行，可降血脂、調理腸胃，還可減少皮下脂肪堆積，並能防止結締組織的萎縮。

雞汁粥

原料：

烏雞1只，白米100克，蔥花、薑末、鹽、胡椒各適量。

做法：

1. 將烏雞處理乾淨，切塊，燙水後沖洗乾淨。

2. 將雞塊重新入鍋加水煮熟後，取雞湯與白米煮粥。

3. 等粥熟時調入蔥花、薑末、鹽，再煮一二沸（小滾）即成。雞肉可一同食用。

烏雞肉味甘，性溫，入脾、胃經，有健脾益氣、生精填髓之功。《本草綱目》言其「補虛勞羸瘦，治一切虛損諸病」。而現代醫學研究表明，雞肉不僅含有豐富的蛋白質，還含有豐富的鈣、磷、鐵等礦物質及多種維生素，但脂肪含量較低，因此是產婦、年老體弱、病後恢復期患者的佳餚。

烏雞肉與白米煮粥服食，相得益彰。正如《本草綱目》中所言：「雞汁粥，治勞損。」其對一切虛損性疾病均有效。所以，這道粥具有補中益氣、補精生髓的功效，適用於脾胃虛弱所致的飲食減少、食欲缺乏、身體瘦弱、腰膝酸軟、頭昏眼花等。

中醫用烏雞治病，頗有講究，一般認為，公雞、母雞藥效略有不同。公雞性屬陽，善補虛弱，用於青壯年男性患者為宜。母雞性屬陰，老年人、產婦及體弱多病者，若滋補以母雞為宜。入藥則以烏雞為宜。

紅棗粥

原料：

紅棗10枚，糯米100克，紅糖適量。

做法：

1. 將糯米和紅棗淘洗乾淨，用水浸泡30分鐘。

2. 鍋中放入足量的水燒開，將泡好的糯米濾去水，倒入開水中，然後再放入紅棗，用勺子攪動，避免米粒黏在鍋底。

3. 煮沸後轉小火，加蓋留小縫，熬30分鐘，然後開蓋，用勺子攪動，再煮10分鐘左右，盛出，加適量紅糖攪勻趁熱食用。

中醫認為，紅棗具有健脾益胃、補氣養血、安神、緩和藥性等功效。現代醫學研究表明，紅棗營養豐富，含有蛋白質、脂肪、糖類、有機酸、維生素A、維生素C、多種胺基酸等。而糯米富含維生素B群，能溫暖脾胃，補益中氣，對脾胃虛寒、食欲不佳、腹脹、腹瀉有一定緩解作用，是一種溫和的滋補品。

紅棗和糯米搭配熬成粥，可以有效地養胃補虛，治療脾胃氣虛所致的胃脘隱痛等症。

熬紅棗粥的時候，應該將材料事先用清水浸泡，開水下鍋，這樣可避免米粒黏在鍋底，並且熬出的粥米粒飽滿黏稠。在粥快熬好時，應該用勺子攪動，使米和水充分融合。

陽虛體質

陽虛，就是人體臟腑功能失調時出現的體內陽氣不足、陽虛生裡寒的表現。

陽虛體質者具有以下特徵：

1. 畏寒怕冷，四肢不溫。這是陽虛最主要的症狀，陽氣猶如自然界的太陽，陽氣不足，則內環境就會處於一種「寒冷」狀態。甚至有些人大夏天的還怕冷，電扇、空調就更不敢吹了，這就是極度陽虛的表現。

2. 完穀不化，即大便中夾雜未消化食物。因為當陽氣不足時，進入胃中的食物也就無法很好地「腐熟」（消化），而直接從腸道排出。

3. 精神不振。陽氣不足，細胞的生命活動衰退，所以表現為萎靡懶動。

4. 舌淡而胖，或有齒痕。體內水分的消耗與代謝，取決於陽氣的蒸騰作用。如果陽氣衰微，對水液蒸騰消耗不足，則多餘水分蓄積體內，導致舌體胖大。舌體胖大，受牙齒擠壓而出現齒痕。

陽虛體質的人，可以多吃溫性的食物，如豬肝、瘦肉、乳製品、豆類、烏雞、桂圓等，這些食物能夠補五臟、添髓、強壯體質。還可以吃一些味鹹的食物，如栗子、豬肉、豬腰、蝦、墨魚等，味鹹食物走腎，有助於溫補腎陽。

性寒的食物千萬不要多吃，即使在盛夏也不要過食寒涼之品，如田螺、螃蟹、西瓜、黃瓜、苦瓜、冬瓜、芹菜、綠豆、綠茶、冷凍飲料等。

粥質地溫潤，有很好的暖身作用，再加上具有溫腎補陽作用的食材或中藥，經常喝可溫補腎陽、補益中氣。

豬血菠菜粥

原料：

豬血100克，白米100克，鮮菠菜50克，蔥花、薑絲各適量。

做法：

1. 將豬血放入沸水中稍煮，撈出來切成小塊。
2. 將菠菜洗後放入沸水中，略燙數分鐘，切碎。
3. 白米洗淨加水煮粥，待粥將成時下入豬血塊、菠菜，再煮10鐘，放蔥花、薑絲略煮即可。

菠菜具有補血止血、利五臟、通血脈、滋陰平肝的功效；豬血，據《本草綱目》記載，味鹹，性溫，主治生血、瘴氣、中風、跌打損傷、骨折及頭痛眩暈，有解毒清腸、補血美容的功效。溫能去寒，對陽虛體質再合適不過。

手腳怕冷的人，一碗粥喝下去，怕冷的症狀很快就會得到改善。

桂圓豬腎粥

原料：

桂圓肉40克，豬腎半個，白米100克，薑、油、鹽各少許。

做法：

1. 將豬腎燙水後撈出，切丁；桂圓肉洗淨。
2. 白米洗淨，加水用大火煮沸後改小火，加入豬腎、薑絲煮30分鐘，加油鹽調味即可。

民間有「北人參南桂圓」之說，桂圓營養非常豐富，味甘性溫，入心、腎、脾經，有補心脾、益氣血、健脾胃、治體虛的功效。《神農本草經》特別推崇桂圓，謂其：「主五臟邪氣，安志、厭食，久服強魂魄，聰明。」它既能補氣又能補血，對於陽虛體質者很合適。

豬腎就是我們平常所說的豬腰子，也是很好的滋補品，性甘味平，有補腎療虛、生津止渴的功效。在中醫裡，很多治療腎虛的名醫名方中都用豬腎煮湯煎藥，起到藥引子的作用。

但要注意的是，桂圓的甘溫而潤會導致「滯氣」，所以容易上火、咳嗽的人不適合服用。

 栗子粥

原料：
白米100克，栗子12個，糖桂花適量。

做法：
1. 栗子去殼、去皮，煮熟後切成丁。
2. 白米淘洗乾淨，下鍋加適量清水，大火煮開後轉小火煮30分鐘。
3. 加入栗子繼續煮至米爛粥稠，加入糖桂花調味即可。

栗子粥屬於上海本幫菜，最講究精細的做法是取北方小板栗，熬出來的米粒入口即化，栗子酥爛香糯，沒有牙的老太太也能咬得動，調味的糖桂花一定得用當年新做出來的，因為陳桂花味道已經發散。當然，我們自己做這道粥也不必太精益求精，保證食材新鮮，粥爛可口即可。

陽虛是因為陽氣不足，所以陽虛體質的人需要激發陽氣，而人體的陽氣來源於腎，所以要多吃益腎養精的食物。粥裡的板栗被稱為「腎之果」，味甘性溫，入腎、脾、胃三經，功能補腎強骨、補脾益胃，既可以當糧食，又可以入藥，是一種很好的補腎益陽的食物。相傳蘇東坡晚年陽氣漸衰，畏冷腰痛，郎中讓他多食板栗，自覺症狀見輕後寫下：「老去自添腰腳病，山甕服栗傳舊方。客來為說晨興晚，三咽徐收白玉漿。」

　　從現代醫學研究來看，栗子含有豐富的不飽和脂肪酸、多種維生素以及礦物質，確實有預防和治療多種疾病的作用。

　　栗子有南北之分，北方栗子個頭小，性偏溫，補腎功能較強。南方栗子個頭大，性平，健脾益胃功能較強。所以對陽虛體質的人，選擇食材時一定要辨認好栗子產地及藥性。

　　不過栗子難以消化，多食容易產生「滯氣」，如果是生食，每天十幾個足矣。這道粥以行氣補益的白米中和了栗子的滯性。

陰虛體質

　　中醫講究陰陽平衡，陰是指體內的體液，包括血液、唾液、淚水、精液、內分泌及油脂分泌等；陽則指身體的機能。陰虛體質，就是以體內陰液虧少、易生內熱為主要特徵的體質狀態。

　　中醫認為，陰虛體質多因久病傷身、房事頻繁、過多食用溫熱香燥之物等造成的。其表現如下：

　　1. 陰虛體質的典型表現就是易「上火」，即身體缺水，以致眼乾、鼻乾、口乾、皮膚粗糙、頭髮乾枯等。

　　2. 因為「上火」，所以會表現為性情急躁，心煩易怒，情緒易波動。

　　3. 容易失眠多夢、頭暈眼花、腰膝酸軟，小便次多量少、心跳偏快、夜間盜汗、手足心發熱、耳鳴等。

　　陰虛體質者可以多吃一些甘寒清潤的食物，如新鮮的蔬菜、水果等，因為它們含有大量的維生素、纖維素，能夠迅速補充水分來「滅火」。除此之外，鴨肉、豬皮、雞蛋、牛奶、鱉、龜肉、干貝、蚌肉、燕窩等，也有滋陰的功效，最難能可貴的是一般肉類都有幾分「燥氣」，但以上舉例的肉食既能益氣養陰，又不會給身體增加「燥熱」的負擔。

　　陰虛者本身有內熱，所以不可食用溫熱的食物，如羊肉、炒花生、炒黃豆、炒瓜子、爆米花、蒜、韭、芥菜、辣椒、薤白、胡椒、砂仁、白豆蔻等，有些水果，比如荔枝、桂圓、佛手柑、楊梅、榴槤等也屬溫熱性質，不可多食。

燕窩粥

原料：

燕窩3克，冰糖15克，白米50克。

做法：

1. 把燕窩洗淨，放入乾淨容器中，倒入100毫升水泡發，直到通透。

2. 將泡發的燕窩放到過濾網裡沖洗，如有細小絨毛，用鑷子挑出，然後沿著紋理撕成條狀。

3. 白米入鍋，加適量水，大火煮開後轉小火煮至米粒黏稠，加入燕窩，小火煮30分鐘即可。期間需不斷攪拌，防止黏底，可根據自己的喜好加入冰糖調味。

　　這道粥出自《紅樓夢》，林黛玉體弱多病，寶釵來看望她，看藥方說人參肉桂太多了，雖說益氣補神，也不宜太熱，應以平肝養胃為要，於是她說：「每日早起，拿上等燕窩一兩，冰糖五錢，用銀吊子熬出粥來，要吃慣了，比藥還強，最是滋陰補氣的。」這比藥還強的燕窩，是雨燕科鳥類金絲燕用唾液築結的，性味甘平，入肺、胃、腎三經，能養陰潤燥，益氣補中。

　　很多醫學文獻裡都記載燕窩止咳的功效。縱觀《紅樓夢》的描述，林黛玉肺病偏陰虛，燕窩粥正好能養陰潤燥，化痰止咳，又是藥中至平至美者，常吃也無毒副作用，故很適合林黛玉一類的陰虛體質者食用。

　　吃燕窩粥是有講究的，應當少食多餐，保持定期進食，乾燕窩每次3～5克，寶釵說的燕窩一兩指的是泡發後的燕窩。每天或隔天一吃次就行。燕窩配食講究「以清配清，以柔配柔」，食用燕窩期間少吃辛辣油膩食物，尤其是

不能用雞肉、豬肉配煮燕窩，這種吃法被清代袁枚嘲笑為「乞兒賣富，反露窮相」。此外，感冒期間不要食用燕窩。

 百合玉竹粥

原料：

百合、玉竹各20克，白米100克。

做法：

1. 百合洗淨，撕成瓣狀；玉竹洗淨，切成4公分長的段。
2. 白米淘洗乾淨，用冷水浸泡半小時，撈出，瀝乾水分。
3. 把白米放入鍋內，加入約1000毫升冷水，用大火煮沸後改用小火煮約45分鐘，加百合、玉竹再煮10分鐘。
4. 加入白糖攪勻，再稍燜片刻即可。

百合、玉竹都含有一種黏液質，這種黏液質非常滋潤，在中醫中屬於上好的「陰液」，對陰虛體質有非常好的滋潤效果。百合是植物百合的鱗莖，入藥有滋陰潤燥、清心安神的功效，入粥最好選用鮮品。乾品沒有鮮品滋潤效果好。

玉竹味甘性平，入肺、胃經，可養陰潤燥、除煩止渴，改善小便頻數。玉竹在《神農本草經》中被列為上品，謂其「主中風暴熱，不能動搖，強筋結肉。久服去面黑，好顏色，潤澤，輕身不老」，搭配百合功效更強。

古代女子用百合玉竹煮粥作為美容的佳品。無獨有偶，在中醫盛行的韓國也喜歡用玉竹煮水，解除煩渴，強健身體。百合玉竹熬粥早晨喝，非常適合津液不足、口渴喜飲的陰虛體質者。

枸杞粥

原料：

枸杞子15克，白米50克。

做法：

1. 枸杞子、白米分別洗淨。

2. 將白米放入鍋內，加水500毫升，煮沸後改小火煮粥，待粥將成時，加入枸杞子略煮片刻即成。

枸杞粥簡單易做，適合滋補肝腎和由陰虛導致的頭暈目眩、視力減退、腰膝酸軟等症。

中醫認為，枸杞子味甘，性平偏溫，被列為中藥裡的上品，入肝、腎經，能滋補肝腎，養精明目，有中藥「紅寶石」之稱。早在兩千多年前，古人就知道枸杞子的妙用，《詩經‧小雅》裡就有「陟彼北山，言采其杞」。翻譯過來就是登北山采枸杞啊采枸杞。

宋朝的《太平聖惠方》記載這樣一個故事：

> 某使者出使，遇一妙齡女子追打一老人，老者連忙躲閃。使者攔住問她：「此老何人？」女子答：「我孫。」使者驚問緣由。那女子說：「家有良藥，他不肯服，才變得如此老態。」使者問什麼良藥，答：「一年四季都吃枸杞子。」

故事可能有誇大的成分，但枸杞子所具有的滋陰補腎、延緩衰老的效果是毋庸置疑的。

貼心小叮嚀 ◄──────

　　需要注意的是，枸杞性平偏溫，故外感、陰虛內熱、內有實熱者不宜服用；青壯年人體質壯實者，宜少用。此外枸杞子味道甘甜，很多人喜歡乾嚼，當零食服用，這種服用方法很容易上火。建議將枸杞泡茶或煮粥服用，每天10～15克。服用期間忌食辛辣上火食物。

血瘀體質

　　如果一個人皮膚暗淡，身上容易出現紫斑，有局部疼痛的症狀，如偏頭痛、關節痛等，性格還容易煩悶，那麼，這個人可能是血瘀體質。

　　血瘀體質，簡單地說就是體內血液流動不暢。血是滋養皮膚的，氣血充足、流暢的人皮膚光潔細膩，而血瘀體質的人皮膚多暗淡，容易乾燥無光。因為血堵塞在局部，會造成局部皮膚顏色變深、口唇暗淡等症狀。血循行全身，能給人體提供熱量，所以血瘀者容易怕冷。「不通則痛」，血瘀體質的人還容易有各種疼痛類型的疾病，如頭痛、關節痛、痛經等。

　　「血遇溫則行，遇涼則停」，溫度低會加重血瘀的症狀，所以血瘀體質的人到了秋冬季節，一定要重視保暖，天氣一涼就要增加衣服。出現疼痛的部位，可以採用熱敷的辦法緩解。

　　飲食方面，應當適當食用具有活血化瘀功效的食物，如黑豆、黃豆、山楂、香菇、茄子、油菜、羊血、芒果、木瓜、紅糖等，此外，黃酒、葡萄酒、白酒等對活血化瘀很有幫助，可以根據情況適當飲用。

川芎黑豆粥

原料：

黑豆30克，川芎10克，白米50克，紅糖適量。

做法：

1. 把川芎放入砂鍋中，加入適量清水煎煮15分鐘，濾渣取汁。

2. 黑豆洗淨浸泡4小時以上，然後放入鍋中，倒入川芎煎煮液，加入白米和適量水，煮開後轉小火熬煮成粥，加入紅糖調味即可。

　　血瘀體質的人，很容易長斑。因為血脈不暢通，容易使瘀血凝滯於經脈或器官之中，出現發暗、發青、疼痛、乾燥、瘙癢、腫塊等問題。這個時候可以用黑豆川芎粥來活血化瘀。

　　川芎是植物川芎的根莖，辛散溫通，有活血行氣、祛風止痛的功效，主要用於調血調經，治療跌打腫痛。相傳孫思邈曾用仙鶴銜來的草藥治療疾病，這種草藥就是川芎。它獨有的辛香能走竄而行氣，有點兒急先鋒的意思，可以活血祛瘀，幫助行血。黑豆性平味甘，有補腎美顏的作用。此粥藥食搭配，疏通氣血、祛瘀消斑效果極好，尤其適合血瘀體質的女性食用。不過，女性月經期間不宜食用此粥，因為川芎活血行氣作用較強，月經期間服用，容易造成月經量增多，或久久不盡。

四物粥

原料：

當歸10克，川芎8克，白芍10克，熟地12克，白米100克，紅糖適量。

做法：

先將前4味藥加水煎煮，去渣取汁，再加入白米及適量水煮成稀粥，加紅糖調味即成。

氣血對於女性來說是非常重要的，女人在一生中經、孕、產、乳等生理過程，都和氣血息息相關。中醫早就說過，女人以養血為本，如果出現血瘀，一定要認真調理。

這道粥從四物湯演化而來，四物湯在中醫臨床應用上已有千年歷史，被譽為「一切血症的總方」。川芎辛溫香燥，走而不守，能助行血，熟地味甘性溫，入肝經，以補血為主，有助於肝臟造血功能，具有養血滋陰、烏黑鬚髮、潤澤肌膚的功效；當歸更是補血調經的聖藥，性溫，味辛，歸肝脾經，最善補血活血、潤燥滑腸，還有助於潤澤肌膚、容顏紅潤；而芍藥能夠養血柔肝。

服用四物粥調理血瘀體質，不但可以減輕瘀痛，而且可以使人的生理機能和皮膚持續良好的狀態，不易變老，即使到了一定年紀，容顏依舊白皙細嫩。

四物粥主要功效是破瘀養血，它的喝法很重要，女性在月經完全結束後，連喝3天最好。也可以加入雞肉、排骨一起燉煮。四物粥並不是女性的專屬食品，有血瘀血虛症狀的男性，一樣可以用它調理身體。

阿膠田七粥

原料：

阿膠20克，田七粉3克，肉桂2克，小茴香6克，白米100克。

做法：

1. 將阿膠敲碎，研成細粉粒狀，田七磨粉。
2. 將肉桂、茴香揀去雜質，放入砂鍋中加水煎30分鐘，濾取藥汁備用。
3. 將白米洗淨，放入砂鍋中煮成粥，調入阿膠、田七、肉桂、茴香汁攪勻，繼續煮到阿膠融化即可。

這道粥品甜中有苦，苦中略帶辛味，味道奇特。

田七也叫三七，屬於中國特有的名貴藥材，上好的20頭三七每克的價錢甚至和銀價相同，它也是中國最早的藥食同源植物之一，以根入藥，具有散瘀止血、消腫止痛的功效。在清代藥學《本草綱目拾遺》中記載：「人參補氣第一，三七補血第一，故稱人參三七，為中藥中之最珍貴者。」揚名中外的雲南白藥和片仔　就是以三七為主要原料製成的。它是專門止血化瘀的藥材，消腫止痛、祛瘀效果非常好，甚至可以說能治療一切血病。

這道粥，用三七破瘀，同時用阿膠來進行滋補，協調作戰，一破一補，相得益彰。

貼心小叮嚀

　　血瘀患者食粥，滾熱最好。因為「血遇溫則行，遇涼則停」，入口的食物冰冷會加重血瘀的症狀。另外要注意，身體突然出現疼痛、瘀血、胸悶等情況時，應當立刻到醫院檢查，不要隨便判斷自己屬於血瘀體質，以免貽誤病情。

痰濕體質

　　痰濕體質是目前比較常見的一種體質類型，人體臟腑、陰陽失調，氣血津液運化失調，易形成痰濕時，便可以認為是痰濕體質，多見於肥胖的人。

　　痰濕體質者體形大多肥胖，身重容易疲倦，喜食肥甘厚味的食物，並且食量大。

　　痰濕很大程度上是吃出來的，所以飲食調理非常重要。食療上首重戒除肥甘厚味，戒酒，且最忌暴飲暴食和進食速度過快。應常吃味淡性溫平的食品，多吃些蔬菜、水果，尤其是一些具有健脾利濕、化痰祛痰的食物，更應多食。

　　適宜痰濕體質者食用的食物有芥菜、韭菜、大頭菜、香椿、辣椒、大蒜、蔥、生薑、冬瓜、白蘿蔔、荸薺、紫菜、洋蔥、枇杷、白果、紅棗、扁豆、紅豆、蠶豆、捲心菜、山藥、薏米等。應限制鹽的攝入，不宜多吃肥甘油膩、酸澀食品，否則痰濕難以排出。

陳皮粥

原料：

陳皮10克，白米100克。

做法：

1. 將陳皮洗淨，切絲，水煎取汁。

2. 白米洗淨，加水煮粥，粥將成時加入陳皮汁略煮即可。

這道陳皮粥雖然只用了陳皮，但功效不可小覷。這道粥出自清朝營養學著作《飲食辨錄》，非常適合痰濕體質來調理。

陳皮就是水果橘子的皮，中國現存最早，成書於東漢的醫藥經典著作《神農本草經》中記載：「陳皮主胸中瘕熱逆氣、利水穀。久服，去臭、下氣、通神。」在唐朝，陳皮還能登上大雅之堂，作為藩屬向君主進獻的貢品。

有趣的是，一般的藥材越新鮮藥性越好，陳皮卻相反，乾燥後陳放時間越長越好，所以有千年人參、百年陳皮的說法，當然，前提是別發霉。它的主要作用是行脾胃之氣。脾胃有濕濁，氣血瘀滯、運化功能不強的人，用陳皮就能溫化濕濁、調理脾胃。

貼心小叮嚀

陳皮粥的主要功效就是去痰濕，但是陳皮具有一定的燥濕作用，如果有胃火、氣虛或者是燥咳的患者最好不要過多服用，避免病情進一步加重。

砂仁粥

原料：

砂仁末3克，白米50克。

做法：

將白米淘洗後，放入小鍋內，加水適量，如常法煮粥，待粥將熟時，調入砂仁末，稍煮即可。

這道砂仁粥非常簡單，砂仁也是正宗的化濕藥，入藥芳香通散，最適合化濕理氣。

相傳很久以前，在廣東陽春發生瘟疫，方圓數裡的耕牛都病死了，唯獨一個村落的耕牛頭頭強健力壯。當地的郎中發現耕牛每天都在吃一種散發濃郁芳香的果實，大家摘了果實嘗了嘗，一股香甜酸苦辣的氣味沖入脾胃，非常暢快，所以就把它帶回村中。一些受了濕寒的人吃了，沒過多久就好了，這就是發現砂仁功效的由來。

拿砂仁粥代飯食，能健脾開胃、祛濕化痰，還有減肥的功效，最適合形體肥胖的人。

這道砂仁粥的功效遠不止此，如果出現老百姓俗話「打嗝」（中醫稱之為「呃逆」）的情況，也可以喝上一碗。它還可以當作安胎的滋補粥品，一些妊娠女性嘔吐、胎動強烈，喝砂仁粥能寬中降逆，緩解嘔吐和胎動不安。

赤小豆鯉魚粥

原料：

白米150克，赤小豆100克，鯉魚500克，陳皮3克，料酒、蔥段、薑片、蒜、鹽、油各適量。

做法：

1. 將赤小豆、白米淘洗乾淨，用冷水浸泡充分後撈出瀝乾；陳皮用溫水浸軟，洗淨。

2. 鯉魚去鰓、內臟，不去鱗，沖洗乾淨。

3. 炒鍋上火，放入油燒熱，下蔥段、薑片煸炒至香，加入冷水、赤小豆、鯉魚、陳皮，煮沸後改用小火煨煮至鯉魚熟爛。

4. 撈出鯉魚，再加入白米，續煮至粥成；剔出魚肉再放粥內，加鹽調味即可。

痰濕體質的人多胖、水腫，這道粥極適合消痰去水腫。

粥裡的赤小豆，外形與紅豆相似而稍微細長。一年生草本植物，赤小豆主要用於中藥材，常與紅豆混用，具備利水消腫、解毒排膿等功效。而鯉魚味甘、性平，入脾、腎、肺經。有補脾健胃、利水消腫、通乳、清熱解毒、止嗽下氣，對各種水腫、腹脹皆有益。用赤小豆、鯉魚和白米煮粥，不但利水消腫，而且可以健脾胃。這道粥也適合水腫的孕婦食用。

濕熱體質

生活中有一類人，總是膚色偏黃、皮膚油光、口苦口臭，而且喜食肥甘油膩的食物，大便要麼燥結，要麼黏滯不爽還臭穢難聞。這類人多半就屬於濕熱體質。

濕熱體質的人還有以下體徵：

1. 形體偏胖或消瘦。
2. 多有痤瘡粉刺、眼睛紅赤、心煩懈怠、身重困倦、小便赤短。
3. 男性多有陰囊潮濕，女性常有帶下增多。
4. 舌質偏紅苔黃膩。
5. 性情急躁、容易發怒。

中醫認為，濕熱體質多由先天稟賦、嗜煙嗜酒、滋補不當、情志抑鬱等造成。夏季降雨豐富，空氣濕氣大，再加上高溫，使人覺得又悶又熱，就像在蒸籠裡一樣，這樣的天氣被稱為「桑拿天」。濕熱體質的人體內就像「桑拿天」一樣，內環境不清潔，又濕又熱。

因為濕熱有黏膩的特性，所以總會在體內「作亂」，於是上述症狀就會不斷。跟痰濕一樣，濕熱體質的人很大一部分也是吃出來的。所以飲食方面也要格外注意。不可暴飲暴食，尤其不可多飲高糖飲料，少食性熱生濕、肥甘厚膩的食物，如煙酒、辣椒、鳳梨、橘子、鱉、海參等。

薏苡仁、冬瓜、綠豆、苦瓜、絲瓜、黃瓜、西瓜、芹菜、萵筍、蓮藕、綠豆芽、赤小豆、豆腐、蘿蔔、鯽魚、鯉魚、鴨肉等清淡、袪濕的食物可以常食。

瘦肉冬瓜粥

原料：

冬瓜300克，白米180克，瘦豬肉100克，太白粉水、鹽、香油、蔥花各少許。

做法：

1. 豬肉洗淨，剁成蓉，加鹽、太白粉水拌勻；冬瓜削皮，洗淨，切片。

2. 白米淘淨入鍋，加適量水煮約25分鐘，放豬肉蓉、冬瓜片，再煮10分鐘，待粥液濃稠後盛出，淋上香油，撒上蔥花即可。

濕熱體質恐怕是所有體質中最難調理的，這種體質的人多胖人，胖得莫名其妙，皮膚暗沉，沒有光澤，無論擦多少化妝品都沒有效果。有老中醫形象地比喻「千寒易除，一濕難去」，這種體質的人身體內部又濕又熱，就好像蒸籠一樣。這個時候喝一點兒冬瓜粥，對祛濕清熱非常有好處。

冬瓜，性涼微寒，入肺、膀胱經，《本草綱目》中記載冬瓜：「令人好顏色，益氣不饑，久服輕身耐老。」有人會問，冬瓜的功效和濕熱有什麼關係啊？陶弘景給出了答案：「性冷利」，濕熱黏膩，冷能去熱，利能除濕。

現代研究還發現，冬瓜中含有豐富的維生素C，對肌膚的膠原蛋白和彈力纖維都具有很好的滋潤效果。經常食用可使肌膚柔潤、白嫩，並能有效預防皺紋。搭配補脾健胃的瘦肉熬成粥，味道鮮香，祛濕補脾效果極好。

山藥茯苓粥

原料：

懷山藥（乾）30克，茯苓30克，白米100克。

做法：

1. 將懷山藥、茯苓洗淨，曬乾或烘乾，共研為細末備用。
2. 白米淘淨後，放入砂鍋，加水適量，用大火煮沸，緩緩
   調入山藥、茯苓粉，改用小火煮至粥黏稠即可。

這道粥，古人認為「大概神仙都喝得」，由此可見它的滋補效果。

粥的重點在於茯苓上，茯苓性甘、淡、平，歸心、脾、腎經，能利水滲濕、健脾寧心。《神農本草經》將它列為「上品」，稱其「久服安魂養神，不饑延年」。南朝醫學家陶弘景辭官隱退後，梁武帝即令「每月賜茯苓五斤，白蜜二斤，以供服餌」，可見當時茯苓被視為延壽珍品。

我們總是說脾主運化，脾最怕的就是濕熱，運化功能下降，身體的氣血運行也隨著滯澀，而茯苓就像一台強力抽濕器，能抽走身體的濕氣，增強氣血運行速度，使身輕體健。茯苓搭配健脾補氣的山藥，最適合女孩子吃，很多女孩子不愛運動，覺得手腳冰涼，就是氣血不足，吃一點兒熱熱的山藥茯苓粥，既能解饞，又能補中、益氣、養血，還能達到降脂減肥的目的。

白朮豬肚粳米粥

原料：

白朮30克，檳榔10克，生薑10克，豬肚1個，白米100克，蔥白、鹽少許。

做法：

將白朮、檳榔、生薑搗碎，然後將三味藥放入豬肚中縫口，和白米、蔥白放入鍋中，加適量清水煮熟，加鹽調味即可。

白朮味苦性溫，歸脾、肝、胃經，有健脾益氣、燥濕利水的作用。《本草經疏》中說：「白朮，其氣芳烈，其味甘濃，其性純陽，主風寒濕熱。」白朮的性格屬於「奇兵」，濕熱體質在所有體質中最難調，濕生熱，熱生毒。而白朮性溫而燥，走脾胃二經，燥能去濕，養脾安胃；豬肚入膳，既味道鮮美，又可以達到健脾益氣的作用，很適合濕熱體質者調補之用。

貼心小叮嚀

濕熱體質和痰濕體質有不少相似的症狀，如皮膚油膩、身體困重倦怠、小便短赤、喜歡吃肥甘厚味食物等。但是，兩者也有區別：濕熱體質的人偏胖或消瘦，而痰濕體質的人多體形肥胖，腹部肥滿鬆軟，且多汗；濕熱體質的人情緒不穩定，容易急躁，而痰濕體質的人性格偏溫和、穩重；痰濕體質的人比濕熱體質的人痰多等。

氣鬱體質

　　氣是人體生命運動的根本和動力。生命活動的維持，必須依靠氣。人體的氣，除與先天稟賦、後天環境以及飲食營養相關以外，還與腎、脾、胃、肺的生理功能密切相關。各種生理活動，實質上都是氣在人體內運動的具體體現。氣不能外達而結聚于內時，便形成了「氣鬱」。

　　中醫認為，氣鬱多由憂鬱煩悶、心情不舒暢所致。長期氣鬱會導致血循環不暢，嚴重影響健康，所以氣鬱質者形體瘦者居多，平素憂鬱，神情多煩悶不樂，睡眠較差，食欲減退，驚悸怔忡，健忘，不喜歡陰雨天氣。由於氣機鬱結，會影響臟腑的生理功能，易患憂鬱症、失眠、驚恐等病症。

　　氣鬱體質者應選用具有理氣解鬱作用的食物，如大麥、高粱、刀豆、蘑菇、蘿蔔、菊花、玫瑰花等。少食收斂酸澀之物，如烏梅、南瓜、紅石榴、酸棗、檸檬等。

 佛手粥

原料：
佛手、蘇梗各15克，白米60克。

做法：
1. 將佛手、蘇梗洗淨，加水煎取汁液。
2. 將白米下鍋，加適量水煮粥，待粥八分熟時下入藥汁煮至粥成即可。可加少許白糖調味。

佛手是一種很奇怪的果實，形狀如拳如掌，仿佛是張開的手指。以前的富貴人家把佛手擺在屋子裡，散發出一股經久不散的清香，被稱為「擺果」。《紅樓夢》裡探春屋子裡就有佛手，拿來哄劉姥姥家的板兒玩，其實這樣擺著實在有點兒暴殄天物。佛手在中藥裡屬於理氣藥，有健脾開胃、理氣和中的功效，熬粥味道清新，適合氣鬱者服食。

而且據現代研究證明，佛手含鋅較高，對兒童的智力發育、男女不孕症，尤其男性性功能衰退療效明顯，還可緩解老年人視力衰退。

如果是食用新鮮的佛手，在切開的時候會有許多黏液，這是絕好的植物膠原蛋白，不要丟棄。

 蓮子百合粥

原料：

乾百合20克，蓮子25克，白米150克，枸杞子10克，冰糖少許。

做法：

1. 百合用溫水泡軟，洗淨，將蓮子心挑出。

2. 白米淘洗乾淨，入鍋加水煮沸後改小火煮20分鐘，放入蓮子、百合、枸杞子，煮至蓮子綿軟，加冰糖調味即可。

這道粥常在言情小說裡見到，古代深閨的小姐大多芊芊弱質，大家族鉤心鬥角的事情層出不窮，胃口差的時候進食一碗百合蓮子粥，倒也符合醫理。

百合能補肺潤胃，清心安神，蓮子健脾補腎，兩者合煮成粥能健胃養脾，氣鬱體質的人多形體消瘦，胃口差，喝這道粥可調理脾胃。百合蓮子粥的味道清甜，甜食能愉悅心情，經常食用，可緩解氣鬱帶來的煩悶不樂。

過敏體質

生活中，有的人總是鼻子發癢、打噴嚏，特別是春季花開的時候，皮膚也總覺得癢，一抓就紅。有些小孩子一哭眼圈就發紅或出紅點，大人哭時則出現眼圈發青等症狀。這類人就是中醫所說的過敏體質，也稱特稟體質。

過敏體質，有時候是會致命的，比如有的人見了花粉則會發生哮喘，不及時緩解就會因窒息而發生生命危險。

中醫認為，過敏是因為衛氣虛不能抵禦外邪所致，過敏體質養生的時候應以健脾、補腎氣為主，以增強衛外功能。過敏體質的人需要合理「挑食」，遠離「發物」，飲食宜清淡均衡，粗細搭配，葷素合理。

除了遠離已知的和可能的過敏源，也可以從飲食上加以調理，正所謂「正氣記憶體，邪不可干」，正氣足了，免疫力加強了，就不會被外邪侵犯。具體來說，可以多吃一些具有益氣固表、涼血消風和益補肺腎功效的食物，如綠豆、冬瓜、蓮子、烏梅等，還可以服用一些補氣固表的中藥，如人參、黃芪等。腥膻、辛辣食物要堅決避免。

 烏梅粥

原料：

烏梅15克，黃芪20克，當歸12克。

做法：

將烏梅、黃芪、當歸洗淨，加水煮沸後改小火熬成濃汁。
白米洗淨煮粥，粥成時加入藥汁略煮即可。

有的人，也沒感冒，鼻子就和流水一般，噴嚏、鼻涕不斷，這其實是一種過敏症狀，用烏梅熬粥即可。

烏梅性溫味酸，有收斂、開胃、清熱等功效，它類似於木瓜，有點兒「一力降十會」，入肺則收，入腸則澀，入筋骨則軟，入蟲而伏，入死肌、惡肉則除。它的酸斂對過敏有一個發散的效果，所以能有效預防和緩解過敏。

 黃芪粥

原料：

黃芪30克，白米100克。

做法：

1. 黃芪加10倍清水浸泡半小時，連水一起燒開，中火30分鐘，將藥汁濾出備用。

2. 再加等量的清水煮15分鐘，再次濾出藥汁。

3. 將兩次濾取的藥汁合併，與白米共煮成稀粥即可。

這道黃芪粥出現在很多醫家藥典中，被歷代醫家推崇。蘇軾在39歲時被貶密州，大病一場後就用黃芪粥來補養大病虛弱的身體，所以寫下了「黃芪煮粥薦春盤」的名句。

黃芪始載于《神農本草經》，古代寫作「黃耆」。李時珍在《本草綱目》中解釋其名字的由來時說：「耆，長也。黃耆色黃，為補藥之長，故名。」黃芪補氣功效強到什麼程度呢？《新唐書‧許胤宗傳》記載了這樣一個故事。許胤宗剛任參軍的時候，上司母親患了「卒中」（相當於我們現在所說的急性腦血管疾病），因陽氣極虛的緣故喝不了湯藥，就用黃芪煎了十幾壺熱湯放在床下面，熏口鼻皮膚一晝夜，上司母親竟然漸漸蘇醒能說話了，後來治癒了。黃

芪補氣功用之大，可見一斑。

有人會問，為什麼黃芪有這麼強的補氣效果呢？因為它是根莖類植物。植物的根由于生長時全埋在地下，吸收和凝結了更多的地氣。我們分析過敏性體質是由於衛氣虛，所以需要服用黃芪粥健脾養胃、補益元氣。

貼心小叮嚀

感冒的時候不能喝黃芪粥，因為黃芪粥是固表防禦過敏的，它幫助身體關閉大門，不讓外邪入侵，可是身體已經感受外邪的時候，就會變成閉門留寇，把病邪關在體內，無從宣洩了。同理，春天是生發的季節，人體需要宣發，喝黃芪粥就不太適宜了。

第五章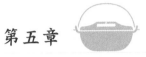

強身健體的養生粥

　　養生就是要讓身體正氣充足，預防外邪入侵，即「正氣內存，邪不可干」。

　　對於不同的人來說，養生的需求是不一樣的。有的人肝不好，有的人脾胃不好，有的人睡眠不好，有的人想要擺脫疲勞，還有的人想要美容瘦身……不同的情況，飲食調養也各有重點。

益氣養血

氣血就是中醫指的人體內氣和血的統稱。中醫學認為，氣與血各有其不同的作用又相互依存，以營養臟器組織，維持生命活動。一個人健康的標準，簡單來說，就是氣血充足。

有人覺得「氣血」聽起來玄而又玄，如何判斷自己的氣血是否充足呢？很簡單，我們先看自己的眼睛，眼白的顏色混濁、發黃，有血絲，就表明氣血不足。眼睛隨時都能睜得大大的，說明氣血充足；反之，眼袋很大、眼睛乾澀、眼皮沉重，代表氣血不足。再看皮膚，皮膚白裡透著粉紅，有光澤、彈性代表氣血充足；反之，皮膚粗糙，沒光澤，發暗、發黃、發白、發青、發紅代表身體狀況不佳、氣血不足。還可以看頭髮，頭髮烏黑、濃密、柔順代表氣血充足；頭髮乾枯、掉髮、發黃、發白、開叉都是氣血不足的表現。

當出現氣血不足的情況，我們可以通過食物來補血益氣、調理氣血，下面介紹幾款益氣養血的粥。

 黑糯米粥

原料：

黑糯米100克，桂圓肉10克，紅棗10枚。

做法：

黑糯米、紅棗洗淨，用水沖一下桂圓肉，一同加適量水煮成粥。可依口味加入適量紅糖調味。

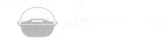

黑糯米即紫米，被認為是稻米中的珍品，它是近年國際流行的健康食品之一。民間把黑糯米俗稱為「藥米」「月子米」，作為產婦和體虛衰弱病人的滋補品。黑糯米味甘性溫，入脾、胃、肺經，能補中益氣、養血補血。它的營養價值很高，除含蛋白質、脂肪、碳水化合物外，還含豐富的鈣、磷、鐵、維生素B_1、維生素B_2等。此粥味道香甜，可供早晚食用，是滋補強身美容的佳品，也具有溫腎健脾、補血調經的功效。

 ## 黑木耳粥

原料：

白米100克，黑木耳（乾）5克，白糖20克。

做法：

1. 將白米淘洗用冷水浸泡半小時，撈出，瀝乾水分；黑木耳用冷水泡軟，洗淨，去蒂，把大朵黑木耳撕成小塊。

2. 鍋中加入約1000毫升冷水，倒入白米，用大火燒沸，改小火熬煮約45分鐘，等米粒脹開後，下黑木耳拌勻，以小火繼續熬煮約10分鐘。

3. 粥成時調入白糖，即可盛起食用。

黑木耳能補氣養血，《隨息居飲食譜》讚它：「補氣耐饑，活血，治跌撲傷。凡崩淋血痢，痔患腸風，常食可廖。」

黑木耳富含多種營養素，特別是鐵，所以常吃能養血駐顏，令人肌膚紅潤，容光煥發。而白米能夠提高人體免疫功能，促進血液循環，兩者搭配補血養顏效果很好。

當歸粥

原料：

當歸15克，白米50克，紅棗6枚。

做法：

1. 將當歸洗淨後放入砂鍋內，用溫水浸泡10分鐘，再煎煮2次，每次煮沸後再慢煎20分鐘，共收汁150毫升。

2. 將紅棗浸泡洗淨，白米淘洗乾淨，放入鍋裡，加入藥汁，再加適量水煮粥即可。

相傳有對新婚夫婦，男子出遠門販賣藥材，一去三年未歸，妻子思念丈夫抑鬱悲傷，氣血虛虧。丈夫回來後拿買回的當歸給妻子煎水，竟然治好了妻子的疾病。中醫認為，人體以臟腑為本，氣血為陰，補氣血就是要使用味甘平的食材或藥材，通過養肝護心來補氣血，而當歸是典型的補氣血的藥材，味甘性溫，入肝、心、脾經，它味甘而重，故專能補血，氣輕而辛，又能行血。當歸走肝、心、脾經來養肝護心，配以溫和滋補的白米，益氣補血效果非常好。

現代研究也發現，當歸含有大量的揮發油（精油）、維生素、有機酸等多種有機成分及微量元素，實驗研究表明，當歸能擴張週邊血管，降低血管阻力，增加循環血液量等。這道當歸粥尤其適用於女性補養氣血之用。

貼心小叮嚀

女性月經期間不可服用當歸粥，因為當歸是活血補氣之物，經期服用會讓經血增多。

養肝補腎

有人一到冷天就會出現頭暈、目澀等症狀，以為自己睡得少，沒休息好，蒙頭大睡幾天，症狀反而加重了。老人在寒冬很容易中風，其實這些並不是沒有休息好，是肝腎不足造成的。

肝腎不足是中醫上的概念，肝主疏泄，藏血主筋，開竅於目。腎藏精，主生殖，開竅于前後二陰。肝血和腎精虛少，精血無法濡養大腦和眼睛，就會出現頭暈、目澀、中風等現象，這個時候我們需要養肝補腎、滋養精血。

對現代人特別是青年人來說，要特別注意愛惜自己的身體，不能「由著性子胡來」，要養成良好的生活習慣，戒煙、少喝酒，減重，改善飲食習慣。吃宵夜會讓肝臟跟著「加班」，體內缺水會讓腎臟「開展工作」時比較累，甚至累出病來。此外，要少吃油膩食物，平衡膳食。

下面介紹幾款養肝補腎的粥。

 干貝粥

原料：

干貝5粒，白米100克，油、蔥薑、鹽、黃酒各少許。

做法：

1. 將干貝用刀背敲成細絲，油起鍋加入蔥、薑絲及干貝絲煸成深棕色，加少許黃酒後出鍋備用。

2. 白米淘洗乾淨，入鍋加水煮粥，粥將成時加入煸好的干貝絲，不斷攪拌，待粥黏稠、干貝顏色變得淡黃即可。

干貝是扇貝的乾製品，為海中八珍之一。古人說：「食後三日，猶覺雞蝦乏味。」可見干貝之鮮美非同一般。干貝味甘鹹，性微溫，鹹能走腎，溫能養血，所以有滋陰、養血、補腎調中的功效。能治療頭暈目眩、咽乾口渴、虛癆咯血、脾胃虛弱等症，常食有助於降血壓、降膽固醇、補益健身。

不過，需要注意的是，干貝粥非常滋補，但是不宜多食，因為干貝所含的谷胺酸鈉是味精的主要成分，可分解為麩胺酸和酪胺酸等，在腸道細菌的作用下，轉化為有毒、有害物質，會干擾大腦神經細胞正常代謝，過量食用還會影響腸胃的運動消化功能，導致食物積滯，難以消化吸收。

 鱸魚粥

原料：

白米100克，鱸魚1條，豬油、蔥、薑末、鹽、胡椒粉各少許。

做法：

1. 將鱸魚刮鱗去腮，去除內臟，沖洗乾淨，抹乾水分；取下兩面魚肉，剔去魚皮，切成片，放入碗內，加少許鹽、薑末，拌勻稍醃。

2. 白米淘洗乾淨，用冷水浸泡半小時，撈出，入鍋中加入適量冷水，用大火煮沸。

3. 加入鮮魚片，改用小火熬煮成粥，粥成時下入蔥末、鹽、豬油，攪拌均勻，稍燜片刻，撒上胡椒粉即可。

這道粥味道鮮美，「江上往來人，但愛鱸魚美」，范仲淹的詩詞道盡鱸魚的美味。其實鱸魚還是滋補的佳品，中醫認為它有補肝腎、益脾胃、治水氣、

風痺、安胎的功效。配以白米煮粥，不但對肝腎不足的人具有非常好的補益效果，還能治療胎動不安、產後少乳等症。準媽媽和產後婦女食用，既可補身，又不會因營養過剩而導致肥胖。

中醫認為鱸魚為「發物」，所以有皮膚病的人儘量不要食用。

 黃鱔粥

原料：

黃鱔1條，白米100克，生薑2片。

做法：

1. 將黃鱔提前用清水養幾天，吐盡肚子裡的髒物。

2. 白米洗淨，冷水入鍋，煮到米粒軟爛。

3. 將黃鱔斬去頭尾放到白粥裡，讓它自然流血，大約10分鐘後，滴入兩滴油，放入生薑繼續煮。

4. 15分鐘後把黃鱔撈出，稍稍冷卻後去骨，將肉重新放到鍋裡用小火煮爛，加少許鹽即可。

黃鱔性味甘溫，味道極其鮮美，有養肝補腎、補血補氣的功效，夏天熬粥進補最好，因為「小暑黃鱔賽人參」。

夏季黃鱔不但滋補，而且可以預防夏季食物不消化引起的腹瀉，還可以保護心血管。除此之外，在民間還有「鱔魚是眼藥」的説法，過去的江湖郎中會讓有眼病的人多吃黃鱔，這是有一定原因的。肝開竅於目，黃鱔性溫，補肝強肝，滋養於目，所以眼病的人可以多吃黃鱔粥。

中醫有「以臟補臟」之說，所以有肝病的人進補動物肝臟，其實這是錯誤的。以臟補臟是相對於肝氣弱，但沒有實質性肝病的人而言的。動物的肝臟膽固醇極高，肝病者服食後不易消化，反而加重肝臟負擔，所以我們進補一定要科學、正確。

調補脾胃

我們每個人出生、成長、學習、工作、娛樂等都需要大量的能量，而這些能量都要通過飲食而來，但是飲食必須要由脾胃共同工作才能正常轉化為氣血能量，所以中醫給脾胃很高的評價：「後天之本」。脾胃五行屬土，屬於中焦，共同承擔著化生氣血的重任，所以說脾胃為「氣血生化之源」。然而生活中的飲食不節、過食肥膩、憂思過度、偏食偏嗜、饑飽不均等都可能傷及脾胃，使人氣血生化乏源。

要保護脾胃的功能正常運轉，就要注重平時的保養：

1. 情緒因素對食慾、消化、吸收有很大的影響，因此保養脾胃首先要保持良好的情緒。俗話說「氣都氣飽了」，這個「氣飽了」吃不下飯，就是脾胃受了傷害。中醫認為思傷脾，思慮過度可導致食慾下降、腹部脹滿、噯氣、消化不良等。所以一定要注意保持良好的情緒，特別是脾胃本就不好的人，這樣才有益於胃腸系統的正常活動。

2. 飲食調攝是調補脾胃的關鍵。飲食應有規律，三餐定時、定量、不暴飲暴食。少吃有刺激性和難以消化的食物，如酸辣、油炸、乾硬和黏性大的食物，脾胃喜溫畏寒，所以生冷的食物也要儘量少吃。

3. 注意腹部保暖。俗話說「十個胃病九個寒」，因此注意冷暖十分重要。這個冷一方面是吃進去的食物，另一方面就是外邪，比如沒有保護好腹部，受了寒就會引發胃痛、腹瀉等。

4. 要持續進行適當的運動。一些溫和的運動，如散步、慢跑、打太極拳等，能增加人體的胃腸功能，加強胃腸蠕動，促進食物消化和營養成分的吸收，並能改善胃腸道本身的血液循環，促進其新陳代謝，推遲消化系統的老化。

下面介紹幾款調補脾胃的簡單粥品。

 白梅花養胃粥

原料：
白梅花3克，白米100克，冰糖適量。

做法：
1. 將白米洗淨，加適量水煮粥。
2. 粥將成時加入白梅花，小火繼續煮20分鐘。
3. 依個人口味加入冰糖略煮即可。

此粥出自宋朝養生著作《山家清供》，也是宋朝詩人楊萬里的最愛，他曾有詩云：「脫蕊收將熬粥吃。」

　　白梅花又叫綠萼梅、綠梅花，可舒肝、和胃、化痰、開胃散鬱。用於治療肝胃氣痛、食欲缺乏等症。《百草鏡》讚其：「開胃散鬱。煮粥食，助清陽之氣上升。」《紅樓夢》裡薛寶釵年幼得了一種怪病，用冬天的白梅花蕊做藥是不無道理的。常食白梅花粥可養肝、養顏、開胃、理肺，讓人精神好。

 燕麥粥

原料：

玉米麵粉（黃）50克，燕麥100克，豆漿250克，白砂糖適量。

做法：

1. 燕麥洗淨，加4碗水煮熟，然後將冷豆漿和玉米麵粉攪拌，調成玉米糊，緩緩倒入燕麥鍋裡，用勺攪拌煮沸。
2. 轉用小火煮10分鐘，熄火後加入糖調味即可。

　　燕麥是中國古老的糧食作物，在2000多年前就有文字記載。中醫認為，燕麥性味甘、平，歸脾、胃、肝經，有益肝和胃之功，適用於肝胃不和所致的食少納差、大便不暢等。

　　營養研究表明，燕麥富含豐富的蛋白質、粗纖維、礦物質、維生素及多種礦物質等，還含有較多的亞油酸。隨著人們生活水準的提高，高血脂、脂肪肝、肥胖症、動脈硬化等疾病紛至沓來，常用本品煮粥服食，正如《本草綱目》所言，可「充饑滑腸」，又可防止各種富貴病的發生。大便不暢的人也可經常食用。

地瓜粥

原料：

新鮮地瓜250克，白米100克，紅棗10枚。

做法：

1. 將新鮮地瓜洗淨，去皮後切成小塊；白米淘洗乾淨。

2. 將地瓜塊、紅棗和白米一同放入鍋內，加入約1000毫升冷水，煮至粥成即可。

地瓜粥是老百姓餐桌上常見的粥品，尤其是在冬天，熱乎乎地喝上一碗，舒服得很。地瓜性平味甘無毒，入脾、腎二經，《隨息居飲食譜》稱其：「食補脾胃，益氣力，禦風寒，益顏色。凡渡海注船者，不論生熟，食少許即安。」由此可見，地瓜確以補脾胃為第一功效。

據現代醫學研究，地瓜含有豐富的澱粉、膳食纖維、胡蘿蔔素、維生素A、維生素B群、維生素C、維生素E，以及鉀、鐵、銅、硒、鈣等10餘種微量元素和亞油酸等，這些物質能保持血管彈性，對防治習慣性便秘十分有效。

有人覺得地瓜粥澱粉含量高，怕發胖不敢喝，其實恰恰相反，喝地瓜粥不僅不會發胖，相反能夠減肥健美、通便排毒。

貼心小叮嚀

有人做地瓜粥，覺得皮更有營養，所以保留地瓜皮，其實這是錯誤的。地瓜皮和馬鈴薯皮一樣，含有較多的生物鹼，食用過多會導致胃腸不適，尤其是有黑色斑點的地瓜皮更不能食用，會引起中毒。

潤肺止咳

中醫裡所講的「肺」並不是單指肺臟，而是與肺相關的大腸、皮毛、鼻等構成的一整套系統，與四時之秋相呼應，在五行屬金。我們人體新陳代謝、血液運行、津液分布等都離不開肺，有賴於肺呼吸運動的均勻和調才能維持正常的生理功能。

肺很重要，也很嬌嫩，不耐寒熱，故有「肺為嬌臟」之説。在五臟中，肺是唯一與外界相通的器官，通過氣管、喉、口鼻直接與外界連接，因此也是最易受外界自然環境因素影響的臟器，外界的風、寒、暑、濕、燥、火等邪氣侵襲人體的時候，首當其衝的往往是肺。發病初期多見發熱、惡寒、咳嗽、鼻塞等肺衛失調的症狀，所以我們一定要好好養護「肺」。

養肺有四大方法：

氣養肺：要想使肺保持健康，就要保持吸入空氣的潔淨且有一定濕度，不要在人多、空氣汙濁的地方多逗留。有條件的話可以經常到草木茂盛、空氣新鮮的地方，做做深呼吸。吸煙的人要戒煙。

喜養肺：中醫裡説「悲傷肺」，悲傷的情緒容易使肺氣不暢，而肺病患者也容易悲傷。避免悲傷肺最簡單的方法就是常常大笑，笑能增大肺活量，有助於宣發肺氣，有利於人體氣機的升降。

動養肺：運動不僅可以增強心肺功能，還能激發並鍛鍊身體的禦寒能力，預防感冒的發生。我們可根據自身情況選擇合適的運動。

食養肺：中醫講究藥食同源，肺功能不好的人，可以通過食療來養肺，對於經常感冒咳嗽或者是有慢性肺炎、哮喘的人來説，經常吃些潤肺止咳的粥是很不錯的養護方法。

百部粥

原料：

百部10克，白米50克，蜂蜜適量。

做法：

1. 將百部洗淨，加水煎煮去渣取汁。

2. 白米洗淨，加水煮粥，粥將成時加入藥汁繼續煮。

3. 出鍋後晾至溫熱，加蜂蜜即可。`

百部，這味中藥的藥名非常有趣，它是植物百部的乾燥塊莖，性味甘、苦、微溫，能潤肺下氣、止咳、殺蟲。因為它價格非常便宜，平民百姓都能接受，對久咳又有奇效，所以被稱為「藥中義士」。

清朝的名醫程鐘齡曾經用百部熬粥救人救己兩命，而留下了一段佳話。程鐘齡的祖墳葬在山上，而山下是一土豪的祖墳。土豪的祖墳種了古柏，古柏的橫枝穿進程家的棺槨，程鐘齡和土豪理論，失手打死了土豪的家奴，於是到官府自首，被定罪秋後處斬。正巧巡撫的母親患咳嗽，經諸醫治療仍不見起色，程鐘齡用百部熬粥給他母親治療，老夫人很快就好了。為了感謝程鐘齡，巡撫親自為他開罪。可見這個百部治療肺經的效果是很好的。

這道百部粥特別適合有咳嗽、痰多、肺氣不宣的人經常食用。

不過，要注意的是，百部有小毒，所以煮粥的用量要嚴格限制，用量過多會出現噁心、嘔吐、頭昏等中毒症狀。

枇杷葉粥

原料：

新鮮枇杷葉50克，白米60克，冰糖少許。

做法：

1. 將枇杷葉刷淨細毛，用紗布包好放入砂鍋內，加水500毫升煎煮約15分鐘，煮至枇杷湯只有250毫升左右；然後將枇杷葉撈出，濾出藥汁。

2. 白米洗淨，加入藥汁及適量水一同煮粥，煮的過程中注意用湯匙攪拌，以防糊底。

3. 20分鐘後加入適量冰糖，攪拌至冰糖融化，再蓋上蓋煮10分鐘左右即可。

這道調理藥粥多見於中國江南。枇杷葉是一味很好的中藥，因為葉子的形狀像琵琶而得名。《本草再新》中提到，說它有清肺氣、降肺火，止咳化痰、治療癬熱毒的功效。在清宮的脈案中枇杷葉入藥非常多見。慈禧早年間有過肺疾，一直用新鮮的枇杷葉煮汁喝水。

不過用鮮枇杷葉入粥，還要刷去枇杷葉背面的茸毛。說到這裡，還有個小趣聞，在中國江浙一帶的人，都知道枇杷葉表面較平，手感光滑，而背面有茸毛，手感粗糙。所以有人在日常生活中用枇杷葉來比喻人的反復無常，枇杷葉面孔——一會兒和顏悅色，一會兒翻臉不認人，很是形象有趣。

枇杷葉熬粥味道較清苦，所以可以放些冰糖、紅糖或紅棗來緩解。

枇杷葉粥除了有潤肺化痰的功效外，還有養肺的功效。現在霧霾嚴重，加上強冷空氣，很容易引起肺臟不適，經常喝一點兒枇杷葉粥，對肺是很好的保護。

安神養心

　　工作、學習壓力較大的人總是感到心慌意亂，或是睡覺中被驚醒，再也睡不著，或是神志恍惚，甚至心裡總憋著一股火，總想發洩出來，這些都是心神不寧的症狀。

　　出現心神不寧症狀的原因很多，比如飲食沒有節制，脾胃失調；或勞神、思慮過甚等。西醫遇到這種情況，多以鎮靜劑或安眠藥來治療，不過這些藥雖然見效快，但藥物的不良反應也是非常大的，並且很可能產生依賴作用。如果有輕度症狀，不妨先用飲食來調理一下。

 酸棗仁粥

原料：

酸棗仁15克，白米100克。

做法：

1. 熟酸棗仁泡水、洗淨、敲碎後放到鍋中，倒入適量清水，用小火煎湯取汁備用。
2. 白米洗淨放入鍋中，加適量清水，大火煮沸後改用小火煮成粥。
3. 最後加入藥汁調勻，再略煮片刻即成。

　　這道粥出自《飲膳正要》。有些人總是自覺心慌不安，其實是心悸的症

狀，中醫稱之為「驚悸」或「怔忡」，這要比失眠、健忘嚴重一些。喝一點兒酸棗仁粥，有一定的緩解作用。

酸棗仁是酸棗的成熟種子，它的樣子非常小巧討喜，功效也非同一般。始載於《神農本草經》，列為上品，明代李時珍《本草綱目》中記載，棗仁「熟用療心煩不得眠，煩渴虛汗之症」。

中醫認為，心煩神不安是因為心在脾的旁邊，脾運化的寒熱邪氣，結聚於心旁邊，不能散發，而棗為脾果，味酸屬木，脾之肝藥也。色赤屬火，脾之心藥也。酸棗仁運化脾氣，升脾陽，轉凝閉為升出，凝滯宣散，心神自然就安定下來了。配以健脾暖胃助運化的白米煮粥，效果更佳。

 安神豬心粥

原料：

豬心120克，白米100克，蔥花、薑、料酒、鹽各適量。

做法：

1. 白米洗淨，浸泡半小時；豬心洗淨剖開，切成薄片，用鹽、料酒醃漬。
2. 白米放入鍋中，加適量水煮沸，放入醃好的豬心、薑末，煮沸後改小火熬煮成粥，最後加鹽調味，撒上蔥花即可。

豬心粥對於失眠者來說，是非常補益的食品。豬心性平，味甘鹹，無毒，入心經，能安神定驚、養心補血。豬心進補也符合「以臟補臟、以心補心」的中醫進補理論。據現代營養研究表明，豬心所含的營養素，對加強心肌營養、增強心肌收縮力有很大的作用。

豬心粥內還可以加入蓮子、百合、酸棗仁、芡實等安神養心類食材，安神養心效果更佳。

豬心通常有股異味，如果處理不好，粥的味道就會大打折扣。可在買回豬心後，立即在少量麵粉中滾一下，放置1小時左右，然後再用清水洗淨，這樣煮出來的豬心粥味美純正。

合歡花粥

原料：

合歡花2朵，白米100克，白糖適量。

做法：

1. 將合歡花擇淨，切碎。
2. 白米冷水入鍋，大火煮沸後轉小火，粥熟後調入合歡花末，撒入白糖攪勻即可。

合歡花粥味道清甜，簡單好做。在前幾年流行的電視劇《甄嬛傳》中，皇帝將合歡花賜予某個妃子煮食安神，這是非常符合醫理的。合歡花味甘、苦，無毒，歸心、肝經，《四川中藥志》中記載：「能和心志，開胃理氣，消風明目。」

中醫認為，思慮太過傷及心，合歡花甘溫平補，所以在嵇康的《養生論》裡有「合歡蠲忿，萱草忘憂」之言。合歡花能開達五神，消除抑鬱，主和緩心氣，暢情志。如果心能開達，神明自然就能舒暢無憂，即是安神養心。《紅樓夢》裡黛玉吃了螃蟹覺得心口微痛，寶玉令人將合歡花浸在燒酒裡燙一壺給她喝，很快就好了。

貼心小叮嚀

　　合歡花粥具有凝神養心以及治療失眠的作用，但是不能長期服用，因為合歡花中含有一定的鎮靜成分，如果長時間服用，會導致身體對這種物質產生依賴性，並不利於身體健康。

生髮烏髮

　　年紀輕輕頭髮越來越少或已經長出白頭髮，這是很多人都不願意遇到的，於是有的人看到白頭髮就拔，認為下一次也許能長出黑頭髮來，不過也有人相信「白頭髮拔一根長十根」。從醫學上看，產生白髮的原因有許多，大致可分為遺傳、衰老。不過精神因素也不容忽視，憂慮、悲哀、精神受到刺激和一些疾病因素，會使黑色素的形成發生困難，就如伍子胥一夜愁白頭。

　　中醫認為，頭髮稀疏或白頭主要是由於肝腎不足、氣血虧損所致。「髮為血之餘」「腎主骨，其華在髮」，所以主張多吃養血補腎的食品以烏髮潤髮。

　　養血補腎、烏髮潤髮的食物有紫米、黑豆、黑芝麻、核桃、胡蘿蔔、菠菜、香菇、黑木耳、烏雞、牛肉、豬肝、海參、紅棗、黑棗、桑葚、紫葡萄等。頭髮早白或是髮質枯黃無色澤的人可以適當多吃。

 天冬黑豆粥

原料：
黑豆50克，天冬15克，黑芝麻30克，糯米60克，冰糖適量。

> **做法：**
>
> 1. 將天冬、黑豆、黑芝麻及糯米洗淨，放入砂鍋中，加水適量，同煮成粥。
> 2. 待粥將熟時，加入冰糖煮化，攪勻即可。

　　這道粥的主角是黑豆和黑芝麻。前文説過，脱髮、白髮是由於腎氣不足，依照中醫養生理念，食物的顏色與人體的臟腑系統相對應，紅綠黃白黑分別對應心肝脾肺腎。黑豆屬黑，被認為是「腎之谷」，性平味甘、無毒，具有活血、利水、祛風、清熱解毒、滋養健血、補虛烏髮的功能。現代醫學研究，黑豆含有豐富的維生素B群及維生素E，是養顏美容所需之營養成分，它還含多量的泛酸，對烏髮養髮也有幫助。黑芝麻也屬黑色食物，烏髮原理與黑豆類似。

　　天冬性寒，味甘，微苦，具有養陰清熱、潤肺滋腎的功效。天冬雖然性寒，但這裡用量不大，而且有其他食材的中和，所以這道粥可常食。

 何首烏紅棗粥

> **原料：**
>
> 制何首烏*20克，枸杞子10克，紅棗10枚，白米50克，紅糖少許。
>
> **做法：**
>
> 1. 將制何首烏沖淨，然後用乾淨的紗布包住放入鍋中（不能用鐵鍋），用清水泡上，水的量就是煮粥的量。
> 2. 將白米洗淨，和洗淨的紅棗、制何首烏，連同浸泡的水一起煮粥，加入枸杞子、紅糖拌勻，略煮片刻即可。

*註：一般俗稱的何首烏，在中藥裡多為制何首烏，以與生何首烏有所區別。在中藥行購買時稱何首烏即可。

　　何首烏與白米、紅糖、紅棗、枸杞子為粥，味甘善補，益精血，補肝腎，烏鬚髮，強筋骨。這道粥品濃稠香甜，適合少髮、白髮者食用。

　　這道粥的主角是何首烏，在《何首烏傳》中記載：「主治五痔，腰膝之病，冷氣心痛，長筋力，益精髓，壯氣、駐顏、黑髮。」何首烏之名就是由烏髮而來的。相傳唐朝有一何姓的人，年過五旬無子，一日喝醉臥山野，見一種植物有藤兩株，苗蔓相交後分離，他請教山中老人，老人説恐是仙藥。他便將此物根莖搗碎，每日用酒吞服，一年後白髮轉黑，紅顏榮潤，生下一子。為感念其物，將其取名為何首烏。

 枸杞桑葚粥

原料：

枸杞子5克，桑葚30克，紅棗5枚，白米100克，冰糖適量。

做法：

1. 將桑葚、紅棗、枸杞子洗淨，放入鍋里加清水煮15分鐘，去渣取汁；再將餘渣放入清水裡再煮，反復3次，最後將殘渣去除。

2. 白米洗淨，下鍋加水煮粥，粥熟後放入桑葚汁液，加冰糖煮化即可。

　　這道桑葚粥屬於粵菜，從清代名醫王孟英的《隨息居飲食譜》的桑葚膏演化而來，非常適合脫髮、白髮的人群食用。

　　中醫認為，「腎為毛髮之根」，頭髮脫落、早白是體內腎氣盛衰在外部的表現，需要益氣血、補肝腎。桑葚在中醫裡被認為是桑之精華所結。色黑紅入腎補肝，性味甘、酸、寒，所以有滋陰補血、潤腸烏髮的功效。

從字面上解，桑字從木，在五行中肝屬木，桑葚能補肝血；而腎為五臟之本，桑葚為桑之精華所結，「葚」與「腎」同音同形，以葚補腎，可謂精妙。

貼心小叮嚀

熬煮桑葚粥的時候，儘量不要用鐵鍋，桑葚分解的酸性物質會和鐵產生化學反應而導致中毒。

另外，兒童不宜多吃桑葚粥，像魯迅先生那樣，紫紅的桑葚吃得滿嘴通紅，其實是無益健康的，因為桑葚含有較多的胰蛋白酶抑制物（蛋白酶的一種抑制物）——鞣酸，會影響青少年、兒童對鐵、鈣、鋅等物質的吸收。

滋陰潤肺

到了秋天，我們經常會感覺到口乾、唇乾、鼻乾、咽乾、舌乾少津、咳嗽痰多、大便乾結、皮膚乾燥甚至皸裂等。其實這都是身體陰液缺失的表現，「陰」在中醫裡解釋最多的是女性和「液體」，「水」和「血」這樣流動的液體，都屬於陰的範疇。秋季乾燥，最傷陰液，所以我們要在秋冬季節注意滋陰潤肺。

「陰」需要養，所以我們可以適當多吃一些滋陰潤燥、生津養肺的食物和水果，如雪梨、甘蔗、柿子、荸薺、銀耳、鳳梨、燕窩、豬肺、蜂蜜、烏骨雞、鱉肉、鴨蛋等。辛辣刺激食物會傷陰損肺，加重身體的燥，要避免食用。

此外，可以多食些酸甘食品和水果，如石榴、葡萄、芒果、蘋果、柚子、檸檬、山楂等，有利於潤燥護陰。

石斛粥

原料：

石斛20克（乾），白米50克，冰糖適量。

做法：

1. 將石斛加水煎煮，去渣取汁。

2. 白米洗淨，加水煮粥，粥將成時加入石斛汁、冰糖攪
　 勻，略煮即可。

我們平常說的滋陰潤肺，滋和潤都需要「津液」，如百合、燕窩、玉竹、
銀耳等，熬煮成粥後都會出現能滋潤的「津液」，如果把新鮮的石斛掰開，會
發現裡面有黏液質，這種黏液也是「津液」，滋潤效果非凡。

石斛是一味非常好的滋陰藥，其甘、淡、微寒，入肺、胃、腎經，有益
胃生津、養陰清熱的效果。《本草綱目拾遺》言其「清胃除虛熱，生津，已勞
損，以之代茶，開胃健脾」。最重視養生的道家就將石斛列為「九大仙草」之
首。它的氣性較輕，涼而不寒，淡而輕潤，非常適合滋補嬌嫩的肺臟。

麥門冬粥

原料：

麥門冬、生地黃各20克，白米100克，薏苡仁50克，生薑汁
5毫升。

做法：

1. 將麥門冬、生地黃洗淨搗爛，絞汁備用。

2. 將白米、薏苡仁淘洗乾淨，入鍋加水大火煮沸，然後改
   小火煮粥。

3. 粥將成時加入麥門冬、生地黃汁煮沸，兌入生薑汁攪
   勻，早晚分食。

此粥出自明朝養生專著《遵生八箋》，生地滋陰、薏米去水腫、生薑驅
寒，而這道粥品的主材麥門冬是一味良藥。麥門冬性甘，味微苦，微寒。《神
農本草經》將麥門冬列為養陰潤肺的上品，言其「久服輕身，不老不饑」。

麥門冬粥不但滋陰潤肺，而且非常適合在熱病之後吃；如果是患有慢性疾
病的患者服用，對胃也有很好的清補功效。

 ## 療妒粥

原料：

秋梨1個，陳皮3克，白米30克，冰糖適量。

做法：

1. 把白米洗淨，入鍋加水，用大火煮沸後改小火煮20分
   鐘。

2. 秋梨洗淨切塊，陳皮洗淨，放入粥中，繼續煮15分鐘，
   加入冰糖煮化即可。

這道粥是從《紅樓夢》裡大名鼎鼎的療妒湯演化而來：賈寶玉去問王一貼
可有治療女人妒病的方子，王一貼說有一療妒湯，用極好的秋梨一個，二錢冰
糖，一錢陳皮，水三碗，梨熟為度，每日清早吃這麼一個梨。三味藥都是潤肺

開胃不傷人的，甜絲絲的，又止咳嗽，又好吃。

　　千萬別小看這道從玩笑中演化而來的療妒粥，粥裡的陳皮化痰、冰糖滋陰，搭配起來熬粥有生津止渴、潤肺化痰的作用，適用於咽乾口渴、乾咳少痰等秋季乾燥傷肺證。而主材秋梨更是上好的中藥，被稱為「百果之宗」，其味甘、微酸，性涼，能生津止渴、清熱降火、滋陰潤肺、止咳化痰。

貼心小叮嚀

　　秋梨粥雖好，但一天以一餐為度。「囫圇吞棗」這個寓言裡，客有曰：「梨益齒而損脾，棗益脾而損齒。」這是非常有醫學道理的，秋梨性寒助濕，脾胃虛寒者應少吃。

平肝降火

　　我們經常會聽到中醫說「陰虛火旺」「肝火上炎」，那麼這個「火」到底是什麼呢？中醫上的「火」是指身體內不正常的熱氣，也可以說是人體陰陽不平衡引發的身體內熱。

　　比如肝火旺在中醫上稱為「肝火上升」，是人體氣血調節失衡，火氣犯肝引起的肝火。肝火旺的人，大多脾氣急，三言兩語不和就容易打起來；皮膚也不好，痰濕會隨火氣而上於頭面，由於頭面沒有排毒的出口，只好從皮膚裡拱出來，在臉上形成痘痘。

肝火旺的人調節情緒非常重要，焦躁的情緒容易火上澆油，睡眠不夠或是睡眠品質不好，也會造成肝火上升。肝火旺的人在日常調理中應該做到以下幾點：

1. 保證充足的睡眠，不要熬夜，不要過度勞累。

2. 絕對禁酒、禁煙，長期吸煙飲酒同樣會引起肝火旺。

3. 適當去戶外運動，加強體質，增強抵抗力。

4. 還要保持好的心情，不要暴躁，學會控制自己的情緒。

5. 在飲食上注意禁食辛辣、刺激的食物。

下面介紹幾款平肝降火的粥。

 當歸茜草粥

原料：

當歸20克，茜草20克，白米30克。

做法：

1. 將當歸、茜草洗淨，切碎，用紗布包好，加水煎煮取汁。

2. 白米洗淨，入鍋加水煮粥，粥將成時加入當歸茜草汁略煮片刻即可。可以酌量加入冰糖。

　　我們在電視劇裡經常看到人被氣得吐血甚至氣死的情況，這是真實存在的。三國周瑜就是吐血而亡，這就是由於肝氣上逆所導致。

　　肝性最急，宜順不宜逆。肝性順則氣血順行，肝性逆則氣血逆行。這個時候需要平肝降火，可以喝一點兒當歸茜草粥。

這道粥裡，當歸行氣補血，白米滋補平胃，茜草味酸、性寒，歸心、肝經，入血分，能散能斂，可升可降，具有涼血止血、活血化瘀、清熱解毒的功效。茜草味酸，而肝臟需要酸味的食物濡養，其性寒則可以通滯，滯就是我們橫逆的肝氣，肝氣一通，火氣自然下來了。

玄參粥

原料：

玄參15克，白米100克，白糖適量。

做法：

1. 將玄參洗淨，放入砂鍋中，加清水適量煎取汁液。
2. 白米洗淨，加適量清水煮粥，待粥熟後調入白糖、玄參汁液，再煮兩三分鐘即可。

玄參搭配白米煮粥，味道既甘且苦，別有一番風味。

參類多為滋補性食材，而玄參不同。玄參性味苦、甘、鹹、寒，入肝、胃、腎經，有涼血滋陰、解毒軟堅之功。玄參苦寒清熱，甘鹹入腎而滋腎水，既能涼血清熱，又能滋陰生津，為滋陰降火要藥。《本草綱目》言其「滋陰降火，解斑毒，利咽喉，通小便血滯」。玄參主要針對的就是肝火，它不同於我們前面講的滋陰潤肺的食材和藥材，那些滋陰潤肺的食材和藥材性涼，涼能清熱，而玄參性寒，寒遠比涼強大，所以能「澆滅」肝火，肝火旺的人喝一點兒玄參粥再好不過了。

而且，現代醫學研究發現，玄參中苯丙素苷有保肝作用，對肝細胞損傷有一定的修復作用，而且能抑制肝細胞凋亡。所以肝虛的人喝玄參粥還有助於保護肝臟。

夏枯草肉粥

原料：

夏枯草30克，五花肉100克，白米100克，蔥薑適量，鹽、胡椒粉各少許。

做法：

1. 將夏枯草洗淨，用紗布包好；五花肉切小塊，加蔥、薑醃製10分鐘。

2. 鍋內加清水煮沸，將夏枯草、五花肉下鍋，大火煮沸，轉小火煲1個小時，撈出肉塊備用，棄藥包。

3. 白米洗淨，加水煮粥，粥將成時加入肉塊，調入適量鹽、胡椒即可。

這款夏枯草肉粥味道鮮香鹹美。我們知道，「魚生痰、肉生火」，但這道肉粥喝了不但不會上火，反而能清熱解毒去肝火，其秘密就在夏枯草裡。

夏枯草性寒，味辛，是清熱瀉火類的中藥，能清火明目、散結消腫，是中國廣州民間暑夏時常用來入湯入藥的食材，現在有很多涼茶飲料，都是以夏枯草為主要原料來製作。夏枯草的寒沒有玄參那樣烈，寒涼較輕，適合日常滋補。

夏枯草配以豬肉入粥，帶有一點點中藥的清香，能清熱祛濕、潤燥生津、清肝火、潤心肺，非常適合暑熱服用。

貼心小叮嚀

夏枯草肉粥性涼，脾胃虛弱者儘量不要服用。濕氣重或風濕病的人也不要服用，否則容易造成腹瀉，甚至加重病情。

潤腸排毒

　　我們正常人是每天排便1～2次，如果24小時不排便，再排便就很容易出現糞便乾結不易排出的情況，也就是便秘。

　　為什麼會便秘呢？人體是個很精密的儀器，各個器官各司其職，小腸負責吸收營養，而大腸負責吸收水分，食物在小腸吸收了營養之後，將毒素和廢物排入大腸，準備排出體外，維持平衡。小腸吸收營養後，廢物排入大腸，如果不能順利排出體外，大腸就會吸收糞便裡的水分，同時也會將毒素重新吸收進血液裡，導致大便乾結不易排出的同時也增加了肝臟的負擔。

　　有人覺得便秘不算什麼大毛病，多蹲一會兒就是了，其實便秘對健康的危害非常大。輕度的便秘可以引起痔瘡、腸道潰瘍等，嚴重的還可能引發癌變。一般來說，有10年以上便秘史的人，發生結腸癌癌變的概率就很大。所以，對於便秘這件小事，千萬不可輕忽，否則可能出大事。

 決明子粥

原料：

決明子15克，白米60克，冰糖少許。

做法：

1. 將決明子放到鍋內，乾炒到微微有香味，取出，加水煎汁，去渣備用。

2. 白米洗淨，加水煮粥，粥熟後加入冰糖、決明子汁再煮2分鐘即可。

決明子，很多人都認識，而且基本都是拿來泡水清肝火、明目的。其實它除了有清肝火、明目的功效，還可以祛風濕、益腎、潤腸通便，特別是潤腸通便效果顯著。決明子潤腸通便，和杏仁有所不同，杏仁味甘平，滋潤胃腸，而決明子性寒，寒涼通便，效果較杏仁顯著。所以老人便秘最好是用杏仁粥，輕緩潤腸；年輕人便秘適合用決明子粥，見效快。

 杏仁粥

原料：

甜杏仁、核桃仁各15克，白米50克，白糖適量。

做法：

1. 將甜杏仁、核桃仁微炒，共搗碎。
2. 白米淘洗乾淨，加水煮粥，粥成後放入甜杏仁和核桃仁碎末，加少許白糖調味即可。

此粥從《楊氏家藏方》杏仁煎演化而來，味道鮮美清甜。《紅樓夢》裡賈母過元宵節說道：「夜長，覺得有些餓了。」鳳姐忙回：「有預備的鴨子肉粥。」

賈母道：「我吃些清淡的吧。」鳳姐忙道：「也有棗兒熬的粳米粥。」賈母嫌太甜，鳳姐又推薦了杏仁粥，賈母欣然接受。

這道粥的主材甜杏仁性潤、味甘平，《本草綱目》裡提到了杏仁的三大功效：「潤肺也，消積食也，散滯氣也。」其中，「消積食」說明杏仁可以幫助消化、緩解便秘症狀，不少治便秘的中藥藥方中都包含了杏仁。年老體弱者大多有慢性便秘，況且杏仁平和，無論吃多少都不會出現副作用，所以服用杏仁效果最佳。

貼心小叮嚀

　　大家千萬要注意，我們用的是甜杏仁。甜杏仁和苦杏仁看似區別不大，其實是兩味不同的中藥。我們在超市裡買到的乾果都是甜杏仁做的，而苦杏仁味苦、性溫，有小毒，適用於咳喘實證，電視劇裡，有好多拿苦杏仁自殺的，不無道理。所以平時食用杏仁一定要確定是甜杏仁，醫生開來治肺病的，才可以是苦杏仁。

養精固腎

　　人到中年後，生理功能由盛轉衰，不少人出現腰酸背痛、耳鳴、眩暈、眼花、健忘少寐的症狀。有些人動則氣急、腳跟疼痛、容易疲倦，甚至出現性欲減退、小便後有餘瀝、夜尿增多、頭髮花白、牙齒鬆動等衰老徵象，這些表現就是中醫所說的精虛腎虧。

　　造成精虛腎虧的原因很多，如先天不足、長期營養不良、患慢性病和消耗性疾病、精神緊張、情緒抑鬱、睡眠不足、過度疲勞、房事不節等，都會導致腎虧，未老先衰。

　　但是如果注意養生，即使出現了腎虧早衰的症狀，仍可以調理過來，恢複旺盛精力。

　　1. 不要經常熬夜，要保證充足睡眠，這樣有利於腎的充分休息。

　　2. 節制性生活。

　　3. 多吃一些滋補的食品，如動物腎臟、海參、蝦之類。

　　4. 可以在醫生指導下適當吃一些六味地黃丸等中藥成藥。

5. 堅持鍛鍊身體，使身體強健。只有身體強健了，才能從根本上解決精虛腎虧的問題。

下面，我們介紹幾款養精固腎的粥。

牡蠣粥

原料：

白米100克，牡蠣肉*100克，豬瘦肉55克，芹菜1根，香蔥、香菜、澱粉、食用油、香油、胡椒粉、鹽各少許。

做法：

1. 牡蠣洗淨瀝乾水分，一個一個用澱粉沾裹均勻後，放入沸水中氽燙撈起，用冷水沖涼備用。

2. 白米洗淨拌少許食用油，芹菜、香菜洗淨切末，香蔥洗淨切花。

3. 豬瘦肉洗淨切末，拌入少許澱粉，用沸水氽燙一下撈起備用。

4. 將白米放入鍋內，加水大火煮20分鐘，放入豬肉末煮開，然後改為小火煮15分鐘，加入其餘調味料拌勻，再放入牡蠣及芹菜末煮開，盛入碗中，撒上香蔥花、香菜末、香油即可。

牡蠣粥又被稱為蠔仔粥，屬於潮州菜系。美味香濃，老少皆宜，製作方法簡單。它的主材牡蠣可是個好東西，在古代，很多醫家養精固腎方中都會用到牡蠣。

*註：即俗稱蚵仔。

　　為什麼小小的貝類有這麼大能耐呢？因為牡蠣入藥，性微寒，味鹹，入肝、腎、心經，能重鎮安神、潛陽補陰。《本草綱目》記載：牡蠣肉「多食之，能細活皮膚，補腎壯陽，並能治虛，解丹毒」。古人認為，牡蠣為海氣所化，純雄無雌，故稱為「牡」，蠣有粗大之意，我們的腎就像一個堤壩，負責開閘放水，堤壩坍塌，洪水來襲時，牡蠣就可以像一堵臨時性堤壩，牢牢阻擋精氣外流，起到養精固腎的效果。多喝牡蠣粥，能滋陰補血、養精固腎，特別適用於虛勞、虛損的病人和那些陰虛、血虧、氣血不足的人。

 芡實茯苓粥

原料：

芡實15克，茯苓10克，白米適量。

做法：

將芡實、茯苓搗碎，加水適量（煮粥的水量），煎煮15分鐘後放入洗淨的白米，繼續煮至粥成即可。

　　這道粥出自《摘元方》，芡實又被稱作「雞頭米」，是收斂類中藥的代表之一，《本草經百種錄》中稱之為「脾腎之藥」，味甘、澀，性平，無毒，入脾、腎經，能固腎澀精、補脾止瀉，古代不少補腎的名方如金鎖固精丸、玉鎖丹、水陸二仙丹等都是以芡實為主，配合蓮鬚、龍骨等材配製而成的。

　　有人會感覺奇怪，芡實不是補脾的嗎，怎麼還能治療腎虛固精呢？我們都知道，脾主運化，為後天之本，腎主藏精，為先天之本，先天和後天的關係是「先天生後天，後天養先天」，我們通過調節和增強的脾運化之力來滋養腎陰，就能夠達到固腎養精的目的。不過要注意的是，芡實較固澀收斂，大便硬的人不宜食用，平時有腹脹症狀的人也應忌食。

潤膚養顏

古代女性對美麗容貌的要求甚至能上升到道德的高度，「三從四德」中就有婦容一德，所以她們一直在尋找讓自己變漂亮的食物和方法。而現代女性對美麗的追求過於片面，以瘦為美，加之生活不規律，工作節奏快，壓力大，平時缺乏鍛鍊，經常吃速食或以減肥為藉口乾脆不進食，很容易造成營養不良，臉色蠟黃，毛孔粗大。不健康的生活方式還極易傷害氣血，會讓人更顯老。

氣血和養顏有什麼關係呢？中醫認為，女子以血為本，氣血不僅關係到女性的健康，也關係到女性的美麗。氣血充盈，既可以滋養肌膚，讓面色紅潤有光澤，又可以潤澤秀髮，讓頭髮烏黑亮麗。年輕女孩口唇總是鮮豔紅潤的，眼睛也清澈明亮、有神采，就是因為氣血足。氣血一旦虛下來，則會「面始焦，髮始墮」，魚尾紋、抬頭紋等就會慢慢爬上面頰。所以，養好氣血對女性的容顏很重要。一些常見的食物和食用中藥，比如紅棗、黃豆、茯苓、芍藥等對於補養氣血、改善肌膚粗糙不榮、恢復面龐紅潤大有幫助。

 五色粥

原料：
黃豆、紅豆、綠豆、黑豆各20克，紫米10克。

做法：
將以上食材洗淨，用冷水浸泡2小時，然後連豆帶水一起煮成粥即可。

　　這是一道五色俱備的粥，黃豆補脾養血潤燥，綠豆入肺清熱解毒，紅豆補心活血利水，黑豆強腎益精，而紫米養胃安神。這道粥對五臟六腑都照顧到了，不涼不燥、補氣益血、健脾暖胃，不僅能增強食欲，而且很有營養，還能維持身體正常的新陳代謝，幫助皮膚細胞正常更替，從而起到調理氣色的作用。可稱得上是駐顏潤膚的秘方，愛美的女士應該多吃。

 紅棗白芍粥

原料：
糯米100克，紅棗10枚，小麥20克，白芍15克，蜂蜜2勺。
做法：
1. 將小麥和白芍加水煮半小時去渣，留汁備用。
2. 將糯米和紅棗洗淨，加水煮粥，粥快熟時加入小麥白芍汁，加蜂蜜調味即可。

　　這道粥味道清甜，很適合女性服用。小麥能安神養血，紅棗補氣補血，而粥的主材白芍是一味非常好的藥材，其味酸，性微寒，有養血的作用。有些女性臉黃黃的、油膩膩的，不通透，就是因為氣血不足。白芍「最益女子血」，它能滋養氣血，讓氣血充足，皮膚看起來自然光滑紅潤。

　　白芍的美白效果應歸功於「除血痺，破堅積」，能使血脈流暢，氣血流通自然，清除血管裡的垃圾，使面上的斑塊消退，皮膚恢復正常的白皙。

　　紅棗是補血養顏的佳品，小麥則能益氣養心、安神止汗。這道粥除了潤膚養顏的功效外，還能舒肝緩急、柔肝健脾，對脾氣暴躁等症的更年期女性有良好的輔助治療作用。

白茯苓粥

原料：
白茯苓粉15克，白米100克，胡椒粉、鹽各少許。

做法：
白米淘洗乾淨，與茯苓粉同放入鍋內，加水適量，用大火煮沸後改用小火煮至粥成，加鹽、胡椒粉攪勻即成。

這道粥為鹹粥，如果不喜歡鹹口味，也可以不放鹽和胡椒粉，加糖或蜂蜜食用。

粥的主材白茯苓味甘、淡，性平，歸心、脾、腎經，能利水滲濕、健脾寧心、祛斑增白。《神農本草經》將茯苓列為「上品」，稱其「久服安魂養神，不饑經年」。

《紅樓夢》裡也有茯苓霜，連柳嫂子這種貴族的廚娘都覺得稀罕：「怪俊的霜兒。」「第一用乳和著，每日早起吃一鍾，最補人的，萬不得，滾白水也好。」點出了白茯苓的功效——「補人」。慈禧太后也對茯苓推崇有加，常食茯苓餅來維持容貌。

白茯苓能潤澤皮膚是因為它味淡、甘，淡能利竅，甘能助陽，是除濕的聖藥。我們總是說脾主運化，脾最怕的就是濕氣，運化功能下降，身體的氣血運行也會隨之下降，脂肪沉澱，廢棄物滯留在身體裡，所以皮膚油膩蠟黃。而茯苓能祛除身體的濕氣，增強氣血運行的速度，讓身體輕健，減輕皮膚的負荷。

祛斑美白

　　長斑和皮膚黑，這對女性來說簡直是天敵，所以很多人常用化妝品祛斑美白，或用祛斑增白產品來掩蓋，而有些快速祛斑的產品利用的是重金屬作用，剛開始的確「效果」顯著，因為它只是把沉積的色素更進一步壓到底層，一旦停用，這些被壓下去的色素就會迅速「浮」出來，加重色斑形成，皮膚會變得更黑。

　　中醫認為，人體是一個有機的整體，皮膚只是機體外表的一部分，它與臟腑、經絡、氣血等有著密切的關係，只有臟腑功能正常，氣血充盈，經脈通暢，機體、容顏才不會衰老，鬚髮也不會發白，五官、爪甲才能得到滋潤，肌膚自然光潔細膩，不會產生斑點。

　　對於長斑和皮膚黑的問題，我們可以用一些具有健脾胃、養肝腎功效的食療方來調理。

 桃花粥

原料：

桃花（乾品）2克，白米100克，紅糖30克。

做法：

將桃花置於砂鍋中，用水浸泡30分鐘，加入淘洗乾淨的白米，大火煮沸後改小火煮粥，粥成時加入紅糖拌勻即可。

在古代，桃花粥是節令粥品，每到寒食節前後，都以桃花瓣煮粥，就像現在端午吃粽子一樣。桃花粥味道甜香，經常食用能令女性皮膚鮮豔光潔。

桃花性苦、平，入心、肝、大腸經，我們可以研究一下桃花走的經絡，入心經，滋養心脈氣血，心其華在面，氣血順暢，面色自然光潤。走肝經，肝臟是最大的排毒器官，代謝身體的毒素。毒素淤積在身體裡，堆積在皮膚上，形成斑塊，皮膚黑黃，臉色晦暗，如果肝臟及時將毒素排出去，就能改善機體功能，使皮膚恢復以往彈性和光澤。達大腸經，可以去濕痹、排毒素，而且能讓身體輕盈。

要注意的是，桃花還有活血的功效，閉經或月經過少的女性喝桃花粥，有助於通經，但月經量多者忌服，否則很容易造成月經量過多。

 珍珠粉養顏粥

原料：

珍珠粉（純）2克，白米50克，白糖適量。

做法：

白米淘淨，放入鍋中，加清水適量煮粥，待熟時調入珍珠粉、白糖，煮至粥熟即成。每日1劑。

提到珍珠，很多人想到的是飾品，其實，把珍珠磨製成粉，是很好的保健、美容品。除了外用，還可以拿來內服，熬制養生粥，對身體健康和美白祛斑都有很好的作用。

《抱樸子》上說：「珍珠徑寸以上，服食令人長生。」《嚦香縹緲錄》載：慈禧太后對服用珍珠十分重視，每隔十天就要服用10克珍珠末，認為其可駐顏抗老，所以她活到了高齡仍肌膚細膩、白潤光澤，令身邊的侍臣、宮女羨

慕不已。據報載，京劇藝術大師梅蘭芳因為要在舞臺上扮演女性角色，也有常服用珍珠粉的習慣。

藥理研究表明，珍珠粉含有24種微量元素及角蛋白肽類等多種成分，服後對人體有明顯降低氧化脂的作用，從而起到護膚、養顏、祛斑作用。

貼心小叮嚀

珍珠粉熬粥並不適合所有女性。珍珠粉性寒，寒性體質的人服食，可能會導致消化不良、腹瀉、四肢發冷、面色蠟黃等寒邪傷正的症狀。另外，結石症患者也不適合服用珍珠粉粥。

防皺抗衰

延緩衰老、少長皺紋一直是人們的夢想，每個人都希望自己可以青春永駐、容顏不老，但是衰老和皺紋是自然的規律，我們無法避免，不過我們可以通過飲食、運動讓衰老遲些到來。

中醫對抗衰老早有認識，《黃帝內經》中就有抗衰老的精闢論述：「上古之人，其知道者，法於陰陽，和於術數，食飲有節，起居有常，不妄作勞，故能形與神俱，而盡終其天年，度百歲乃去。」這裡說的其中一個重點就是食飲，李時珍說過「飲食者，人之命脈」，飲食不僅能養命保命，吃對飲食更能令我們延緩衰老。

雪蛤粥

原料：

雪蛤25克，白米10克，冰糖20克。

做法：

1. 雪蛤用溫水泡發回軟。

2. 白米洗淨後浸泡30分鐘，撈出，下入鍋中加適量清水，大火煮沸後改小火煮30分鐘，再下雪蛤煮10分鐘，加冰糖煮化後攪勻即可。

雪蛤是生長於中國東北長白山林區的一種珍貴蛙種，由於牠冬天在雪地下冬眠100多天，故稱「雪蛤」。嚴冬酷寒的自然環境造就了雪蛤極強的生命力，所以，雪蛤有自然界「生命力之冠」的美稱。

中醫認為，雪蛤具有滋補強身、抗疲勞、抗衰老的功效。現代科學研究發現，雪蛤經充分溶脹後釋放出的膠原蛋白質、胺基酸及核酸等物質可促進皮膚組織的新陳代謝，防止皮膚褐色素沉澱，使肌膚光潔細膩，從而起到嫩膚美容、延緩衰老的作用。

松子仁粥

原料：

松子仁10克，白米100克，冰糖10克。

做法：

將松子仁、白米洗淨，放入鍋中，加適量水，用大火煮沸，後改為小火煮約30分鐘，加入冰糖煮化後攪勻即可。

松子仁粥是韓國的一道傳統粥品，在古代的朝鮮宮廷非常流行吃松子仁粥。它的主材松子仁含蛋白質、脂肪（大部分為油酸、亞油酸）等，可以養陰、息風、潤肺、滑腸。《本草經疏》載其：「味甘補血，血氣充足，則五臟自潤，髮黑不饑，故能延年，輕身不老。」

據現代醫學研究，松子含有人體必需的多種營養素，如蛋白質、脂肪、碳水化合物、多種維生素和微量元素等。松子中的脂肪成分是油酸、亞油酸等不飽和脂肪酸，有軟化血管及防治動脈硬化的作用，因此，中老年人常食松子可防膽固醇增高而引起的心血管疾患。

松子與補中益氣的白米共煮成粥，調以冰糖，有補中益氣、養陰等功效，常食能延年、澤膚、養髮。此粥可潤腸增液、滑腸通便，對婦女產後便秘有較好的輔助療效。

 兔肉粥

原料：

兔肉50克，白米100克，水發香菇50克，鹽、胡椒、豬油、蔥薑末各少許。

做法：

1. 白米淘洗乾淨，用冷水浸泡半小時，撈出，瀝乾水分。

2. 兔肉整理乾淨，切丁，蔥薑醃制，香菇同樣處理，切丁。

3. 鍋中加入約1000毫升冷水，將白米放入，用旺火燒沸後加入兔肉、香菇丁、鹽、豬油、蔥末、薑末，改用小火慢慢熬煮。

4. 待粥濃稠時調入味精、胡椒粉，即可盛出食用。

兔肉性味甘、涼，入肝、大腸經，有補中益氣的功效。《本草綱目》言其「補中益氣，主治熱氣濕痹，止渴健脾。涼血，解熱毒，利大腸」，《名醫別錄》中說它「主補中益氣」。千萬別小看這補中益氣，氣血是生化之源，補中益氣是抗衰老的重要方法。據現代營養分析表明，兔肉富含蛋白質、脂肪、麥芽糖、葡萄糖、硫、鉀、磷、鈉等，蛋白質含量高於牛肉、羊肉和豬肉，而脂肪含量則大大低於豬肉、羊肉，是一種高蛋白、低脂肪、低膽固醇的肉食，因而有「美容肉」之稱。兔肉煮粥後女性食用，既不發胖，又能補中益氣、滋陰養顏，是理想的滋補養顏粥品。

護眼明目

　　許多人上班用電腦，下班看電視、看手機，眼睛長期不辭勞苦地工作著。結果，眼睛疲勞、視力下降，還有的患上了乾眼症。

　　許多人只知「用眼」，卻不知「養眼」，忽略了「心靈之窗」的養護。中醫理論認為，肝開竅於目，眼睛與全身臟腑經絡關係密切，除了在日常生活中讓眼睛充分休息，飲食也應適當補充富含維生素A的食物，如胡蘿蔔、海藻、綠色蔬菜、魚肝油、動物肝臟等，因維生素A缺乏時易引起視覺障礙、眼睛疲勞、眼屎多、角膜紅腫等症。

　　也可以適當服用六味地黃丸、枸杞子、菊花等有養陰滋肝明目功效的中藥來調理，對改善視力衰退、眼睛疲勞等症大有助益。

烏雞肝粥

原料：

烏雞肝1個，豆豉10克，白米100克，鹽適量。

做法：

1. 將烏雞肝洗淨切小粒；豆豉煎汁，棄豆豉濾汁備用。

2. 白米洗淨，入鍋加水，用大火煮沸後改為小火，待粥快
熟時加入烏雞肝，再煮10分鐘，加鹽調味即可。

此粥出自《壽親養老新書》，原方為「治老人肝臟風虛，眼暗：烏雄雞肝
一具，切碎，以豉和米作羹粥食之。」中醫認為，烏雞肝性微溫，味甘苦，具
有補肝血、明目的功效。現代醫學研究發現，烏雞肝中維生素A的含量遠遠超
過奶、蛋、肉、魚等食品，具有維持正常生長和生殖機能的作用，且能保護眼
睛，維持正常視力，防止眼睛乾澀、疲勞，貧血和常在電腦前工作的人可以多
喝一點兒烏雞肝粥。

 菊花粥

原料：

紅棗50克，白米100克，菊花15克，赤砂糖20克。

做法：

1. 白米洗淨，放入清水內浸泡待用；紅棗洗淨放入溫水中
泡軟；菊花洗淨，瀝乾水分待用。

2. 在鍋內放入白米及泡米水、紅棗，大火煮沸後改小火慢
慢熬至粥熟，放入菊花瓣略煮，再放入冰糖煮化即可。

紅棗菊花粥具有健脾補血、清肝明目之效，其中的紅棗可以補氣養血，菊花有疏風、清熱、明目、解毒等作用，紅棗和菊花合用可以令肌膚美豔、眼睛明亮。

　　和菊花最有淵源的就是慈禧太后了，她一生愛菊，常以菊花代茶飲，並用菊花桑葉水煎後淨面洗目和浸泡雙足。晚年，她每日必服一味補品，就是御醫張仲元為她擬的「菊花延齡膏」。慈禧太后尤其喜歡以菊花入肴，用厚瓣菊花和鴿子肉做成小餃子或菊花火鍋，長年食用，所以即使到了晚年，慈禧太后仍容顏秀美、眼神明亮。

 羊肝粥

原料：

羊肝50克，白米100克，蔥、薑、鹽、花椒粉各少許。

做法：

1. 將羊肝沖洗乾淨，切成薄片；白米淘洗乾淨。
2. 鍋中加適量清水，放入白米，煮至粥將成時加入羊肝、蔥、薑、鹽，再煮5分鐘，最後撒上胡椒粉即成。

　　這道粥的味道非常鮮美，老少皆宜。羊肝味甘、苦，性涼，入肝經，有益血、補肝、明目的作用。中醫認為，肝開竅於目，且食肝可「以臟補臟，以形治形」，煮粥服食，對肝虛目暗、視物昏花、視力下降、眼目乾澀等都有輔助治療作用。《本草綱目》中就說它有「補肝虛明目」之效。最難得的是羊肝脂肪較少，多攝入也不會導致肥胖，常用眼睛的人可以多吃一點兒。

消脂減肥

　　肥胖是指體內脂肪堆積過多或分布異常，體重增加。早在《黃帝內經》中就有對肥胖的詳細記載，如在《黃帝內經·靈樞·衛氣失常篇》中就有：「何以度知其肥瘦？人有肥、有膏、有肉。膏者，多氣而皮縱緩，故能縱腹垂腴。肉者，身體容大。脂者，其身收小。」把肥胖之人分為肥人、膏人、肉人三種類型。肥胖現在並不單單是美觀的問題，還會導致多種疾病的發生，影響健康。

　　肥胖的根源，除了遺傳，多在飲食，就是吃得太多而又疏於運動，從而導致脂肪堆積。

 西瓜皮粥

原料：

西瓜皮50克，白米100克，蝦皮5克，鹽適量。

做法：

1. 西瓜皮去翠衣、瓜瓤，洗淨，切成小丁，蝦皮清洗乾淨，切碎備用。

2. 白米淘洗後放入砂鍋，加適量清水，大火煮沸後改小火煮粥。

3. 粥將成時加入蝦皮煮5分鐘，最後加入西瓜皮丁、鹽再煮2分鐘即可。

這道粥清淡爽口，非常適合暑熱食用，白米通便養胃；西瓜皮，中醫稱之為「西瓜翠衣」，味甘、淡，性涼，歸心、胃、膀胱經，具有清涼消暑、解渴利尿的功效，因為西瓜皮含糖量不多，熱量低，非常適合減肥人群食用。

 蘋果粥

原料：

蘋果、白米各100克，白糖適量。

做法：

1. 將蘋果去皮，洗淨，切塊。

2. 白米淘淨，放入鍋中，加清水適量煮沸後，放入蘋果塊，煮至粥熟時下白糖略煮即成。

這款粥非常清甜，有生津潤肺、開胃消食的功效。中醫認為，蘋果性味甘、酸、涼、入脾、胃、肺經，有生津潤肺、除煩解暑、開胃醒酒、除濕止瀉的作用，《隨息居飲食譜》言其「潤肺悅心，生津開胃，醒酒」。從現代營養學角度看，蘋果主要含碳水化合物、蘋果酸、枸櫞酸、鞣酸等，可解除憂鬱、減輕壓抑、滋潤皮膚、保護血管。特別是蘋果所含的果膠，能降低血液中膽固醇濃度，防止脂肪積聚，很適合減肥的人食用。這道蘋果粥可以每天食用。

消除疲勞

中醫很早以前就非常重視人身體的疲勞現象，根據不同情況，還有不同的稱謂，如疲乏、無力、倦怠、脫力、五勞、七絕等。

中醫認為，人的整個生命活動全賴於元氣，元氣稟賦於先天而滋養於後天，是人體能量的源泉。元氣虛弱，就會使人體的各項功能處於低迷、抑制狀態，這就是產生疲勞的根本原因。所以我們要將元氣補充回來抗擊疲勞。

 人參小米粥

> **原料：**
>
> 小米50克，雞蛋1個（取蛋清），人參10克。
>
> **做法：**
>
> 1. 將人參加水，用小火煎煮10分鐘。
> 2. 小米洗淨，倒入人參及藥汁，再加適量清水共煮粥，將熟時下雞蛋清煮凝固即可。

人參小米粥清淡適口，非常適合上班族及中老年人食用。古裝電視劇裡面，動不動就有妃子給操勞國事的皇帝送去參湯，藉以邀寵。先不說故事情節，送的參湯倒是非常對的。我們前面說過，人參大補元氣，什麼是元氣？中醫裡講究人的身體裡有幾個影響全域的氣，比如肺有肺氣、心有心氣、脾有脾氣，屬於臟腑的氣。而元氣可了不得，相當於人體所有生命能量的來源，如果

元氣不足，整個身體都會處於一種疲弱的狀態。現代我們說的「疲勞」，用中醫的專業名詞就叫「神疲乏力，氣短懶言」。在中藥裡，能大補元氣、去除疲勞效果最好的，非人參莫屬。所以喝人參粥對於補氣補虛、抗疲勞是非常合適的。

 ## 蘆筍粥

原料：

白米100克，蘆筍150克，鹽少許。

做法：

1. 將蘆筍擇洗乾淨，切成小段。

2. 白米淘洗乾淨，用冷水浸泡半小時，撈出瀝乾水分，鍋中加入約1000毫升冷水，將白米放入，用大火煮沸。

3. 放入蘆筍段，改用小火熬煮，待米粥濃稠時調入鹽，攪勻即可。

蘆筍粥有特有的清甜味道，口感柔脆，有增加食欲、幫助消化、消除疲勞的效果。中醫認為，蘆筍性微溫，味苦甘，具有補氣、利小便、潤肺等功效。蘆筍在歐洲被稱為「蔬菜之王」，它味香酥脆，清爽可口，是西餐中常用蔬菜，營養價值很高，除含有豐富的維生素、礦物質、蛋白質外，還含有多種胺基酸成分。研究發現，蘆筍中的組織蛋白和天門冬醯胺等成分，能促使細胞正常生長，消除疲勞，降血壓，並對癌細胞有一定的抑制作用。

鰻魚粥

原料：

白米100克，新鮮鰻魚1條，蔥段、薑片、料酒、鹽各適量。

做法：

1. 將鰻魚宰殺，用熱水略燙，去黏液、內臟，洗淨備用。

2. 鍋中加入冷水，放入鰻魚，加蔥段、薑片、料酒煮至鰻魚熟爛，撈出拆肉去骨放入碗內，魚湯去蔥薑留用。

3. 白米洗淨，用冷水浸泡半小時，撈出，瀝乾水分。

4. 另取一鍋加入適量冷水，煮沸後加入白米、魚湯，煮至粥將成時加入魚肉，加鹽調味，略煮即成。

　　用新鮮的鰻魚做粥，美味健康，經常食用能讓人迅速恢復體力，氣色紅潤，皮膚充滿彈性。

　　鰻魚是一種分布在熱帶或溫帶地區水域外形像蛇的魚類，具有養血補虛、祛濕、抗疲勞的功效，但在中國人的餐桌上並不多見鰻魚，而在鄰國日本，鰻魚和壽司卻成為一種美食文化。日本人在冬天習慣吃香噴噴的烤鰻魚飯來驅走嚴寒，保持精力，因為鰻魚的營養成分比鱸魚、雞肉、牛肉等高得多，維生素、礦物質和微量元素含量更是陸上動物所不能相比。而且科學研究表明，鰻魚富含不飽和脂肪酸和DHA（俗稱「腦黃金」），不僅可以降低血脂、抗動脈硬化、抗血栓，還能為大腦補充必要的營養素。

抗輻射

前幾年日本核電廠洩漏輻射，中國鬧起了「鹽荒」，就像一場鬧劇。其實與其擔心遠遠的日本核輻射，不如搜羅一下日常生活中一直潛伏在我們身邊的輻射來源——電腦螢幕、手機、微波爐、吹風機，甚至裝潢材料都會產生輻射。

細數起來，輻射無處不在，不過，正常環境下，這些輻射對身體的危害是很小的，可以忽略不計。然而如果長期處於這樣的環境中，還是會導致頭暈、記憶力減退、失眠、健忘、食欲下降等症狀。要避免輻射，一方面要儘量少使用輻射產品，另一方面，也可以從飲食上來預防，吃一點有防輻射作用的食物。

除了電子輻射，太陽也是很大的一個輻射源，而且太陽輻射時刻存在，我們卻很少關注，平時多吃一點抗輻射食物，對延緩輻射造成的皮膚衰老等也是很有益處的。

 綠茶粥

原料：
綠茶10克，白米50克，白糖或鹽適量。

做法：
1. 鍋中加水燒開，放入綠茶，小火煮3分鐘後撈出2／3綠茶。
2. 將白米洗淨放入茶湯中浸泡30分鐘，然後用小火慢慢煮粥，粥成後撒入少許鹽或白糖，攪拌均勻即可。

綠茶粥在《保生集要》中被稱之為「茗粥」，禪味十足，以濃煎入粥，主要作用是化痰消食。

其實綠茶粥還有防輻射的作用，因為綠茶含有的酚類化合物和兒茶素，能夠捕獲自由基，並通過啟動體內具有抗氧化能力的酶的活性來抵禦輻射。此外，綠茶中的茶黃素和茶褐素還可以減少輻射對身體引起的氧化作用，從而降低身體損傷。

 ## 紫菜瘦肉粥

原料：

紫菜3克，豬肉50克，白米100克，蔥花、鹽、香油各少許。

做法：

1. 將紫菜洗淨，豬肉切細末，白米淘洗乾淨。
2. 將白米放入鍋中，加適量清水，大火煮沸後放入豬肉末、紫菜煮粥，粥成後放入蔥花，淋入香油，攪勻即可。

紫菜瘦肉粥是一道家常粥品，瘦肉味香，具有補腎養血、滋陰潤燥的功效，配以清香滑嫩的紫菜，濃香爽口，熱呼呼喝上一碗，胃暖暖的，別提有多舒服。

紫菜瘦肉粥不但味美，還有抗輻射的功效。這是因為紫菜含有大量的碘，碘是一種重要的微量元素，能增強機體免疫功能，保護人體健康。

海帶粥

原料：

乾海帶30克，白米100克，陳皮1片，鹽、香油各少許。

做法：

1. 將海帶浸透，洗淨，切絲；白米、陳皮（浸軟）洗淨。
2. 把全部用料放入開水鍋中，大火煮開後，用小火煲成粥，調味即可。也可使用高壓鍋煲，這樣味道更好。

海帶粥味道鹹美，有清熱解暑、解毒生津、養顏減肥、抗擊輻射的功效。海帶是紫菜的近親，含碘量很高。海帶的提取物海帶多糖能減少制免疫細胞的凋亡率，具有抗輻射作用，因此海帶可以說是放射性物質的剋星。此外，海帶還是人體內的「清潔劑」，它是一種鹼性食物，可使身體處於弱鹼性的狀態。海帶中含有的膠質有一種黏附作用，可以把體內的輻射性物質黏附出來排出體外，還具有修復受損肌膚的功能。

貼心小叮嚀

脾胃虛寒者、甲狀腺機能亢進症病人忌食海帶粥。

由於汙染，海帶中很可能含有有毒物質砷，所以烹製前應先用清水浸泡兩三個小時，中間換一兩次水。

增強免疫力

免疫力是人體自身的防禦機制，具有識別和消滅外來侵入的任何異物（病毒、細菌等），處理衰老、損傷、死亡、變性的自身細胞，以及識別和處理體內突變細胞和病毒感染細胞的能力。

人體的免疫力大多取決於遺傳基因，但是飲食、睡眠、運動、情緒等因素也很重要，其中飲食具有相對決定性的影響力。

目前公認能提升免疫力的食物為多糖類，研究發現，大型食用真菌富含植物多糖，有助提升機體免疫，所以可以多吃菌類，如香菇、木耳、靈芝，以及銀耳、竹笙等。當然，不是說短時間內大量地吃就能提高免疫力，要長期堅持攝入才有效。

免疫力，在中醫看來，就是人體的正氣，菌類在維護人體正氣方面確有獨特的作用。比如中藥裡面常用的靈芝就是很好的扶正良藥，自古至今都被視為補氣延年的珍品。

 靈芝粥

原料：
靈芝10克，白米100克，白糖適量。

做法：
將靈芝洗淨，加清水適量，浸泡5～10分鐘後，水煎取汁。
倒入洗淨的白米，再加適量清水煮粥，加白糖調味即可。

靈芝粥有養心安神、補益氣血、止咳平喘的功效。也可將靈芝研細，每次取藥末3～5克，待粥熟時調入粥中服食，每日1劑。

靈芝是一味上好的中藥。中醫認為，靈芝性味甘、微苦、溫，入心、脾、肺、肝、腎經，有養心安神、補氣養血、止咳平喘之功，《本草綱目》言其「明目益精」。《神農本草經》裡也說其「赤芝，益心氣，補中，增智慧，不忘，久食輕身不老延年」。現代藥理研究表明，靈芝能增強中樞神經系統功能、強心、改善血液循環、增強心肌營養性血供、降低心肌耗氧量和耗糖量、增強心肌及肌體對缺氧的耐受力、降壓降脂、護肝，並可增強機體免疫功能。

免疫力低下的人常喝靈芝粥是很好的，而且它的性味平和，四季可食，不受時令限制。

 香菇牛肉粥

原料：

白米50克，鮮香菇3朵，牛肉30克，薑2片，香蔥末、鹽各適量。

做法：

1. 將香菇去梗洗淨，擠乾水分後切絲；牛肉洗淨切絲；白米淘洗乾淨。
2. 將香菇、牛肉、薑片、白米共放鍋內，加水適量，大火煮沸後改小火煮至肉爛米熟。加蔥末、鹽攪勻略煮即可。

香菇牛肉粥製作簡單，口味鹹鮮，男女老少皆宜。香菇屬高蛋白低脂肪食物，含有豐富的蛋白質、礦物質及微量元素，特別是人體必需的胺基酸含量很高，能夠提高人體免疫機能。

第六章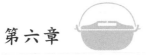

防病祛病的調養粥

　　古代醫家主張在用藥治療的同時，飲食營養亦須及時保證，以恢復正氣，增強抗病能力，這就是以藥入粥的原理。

　　良藥苦口，而以藥入粥，通過於各種藥材與食物的調配及烹調，製成美味可口的藥粥，既保持了藥物療效，又可達到防病治病的目的。

偏頭痛

偏頭痛是一種常見的非器質性頭痛，頭痛大多偏於一側。疲勞、受涼、生氣、緊張、受驚等都可成為引發偏頭痛的誘因，屬於棘手病。最出名的代表患者就是曹操，還惹出了歷史上最著名的醫療糾紛，殺了華佗。

偏頭痛又被稱為「頭風」，是由感染風邪所致。頭部是人的最高點，我們常說「高處不勝寒」，頭部是最易受到風邪侵襲的部位。

曹操長年征戰，得不到很好的休息，過於疲勞，加之他本身就是「欲望過多、思慮過盛」的性格，脾氣暴躁，易傷肝脾，所以很容易被邪風侵襲。在《三國演義》裡華佗對偏頭痛的分析非常精闢：「此近難濟，恒事攻治，可延歲月。」

意思就是短時間內很難治好，長期治療也只是緩解疼痛，緩解一天是一天。數千年後的今天，對於偏頭痛，依然還是沒有什麼特效藥。

雖然沒有什麼特效藥，但我們可以通過飲食來緩解，下面介紹兩款適合偏頭痛的粥。

 天麻豬腦粥

原料：

天麻10克，豬腦1個，白米100克。

做法：

將以上原料加適量清水，煮成稀粥，加鹽調味即可。

這道粥出自《四川中藥志》：「治偏正頭風，豬腦髓、天麻蒸湯服。」熬出來的粥味美鮮香，有祛風、鎮痛的功效，非常適合偏頭痛患者食用。

　　粥裡的天麻是一種昂貴的藥材，具有安神補腦的功效，很多名醫治療高血壓、頭痛的時候都會用到天麻。在中醫裡有以腦補腦的說法，認為吃了動物的腦或者和腦形似的食物，能補充相應的營養，這雖然沒什麼科學道理，但豬腦中確實含有豐富的蛋白質和脂肪，的確有益腦髓、補虛勞、鎮驚安神的功效。

　　不過，需要注意的是，豬腦中膽固醇含量較高，患有高血壓、冠心病、膽囊炎的人應該謹慎食用。

 桑菊豆豉粥

原料：

桑葉10克，甘菊花15克，豆豉15克，白米100克。

做法：

1. 將桑葉、甘菊花、豆豉水煎取汁。

2. 將白米洗淨，放入砂鍋，加適量清水煮粥，粥將成時加入藥汁，稍煮即成。

　　這道粥具有疏風清熱、清肝明目的功效，非常適合風寒所致的偏頭痛者服用。

　　桑葉、甘菊花和豆豉都能夠疏散風熱，我們上面說偏頭痛是由風邪入侵所致，而桑葉正是能讓風輕雲散之物；甘菊花味苦、甘香，能夠消除莫名緊張，明目護肝，緩解偏頭痛；豆豉本來是調味品，入藥則有疏風、解表、清熱的功效。三者共煮成粥，味道鹹甜，風味獨特。

高血壓

一些人尤其是中老年人偶爾會有頭痛、噁心的毛病，還不能久蹲，否則就暈倒，有人覺得頭痛就吃止疼藥，其實這很可能是高血壓所致，只是症狀還不嚴重。

高血壓是指在靜息狀態下動脈收縮壓或者舒張壓高於正常的範圍，中醫把它歸結為「眩暈」「肝陽上亢」等範疇。

防治高血壓首先要改變不良飲食習慣，限制鈉鹽攝入，每日鈉的攝入量逐漸降至5克左右（約相當於鹽13克)，適當增加鉀、鈣、鎂和優質蛋白質的攝入；其次是要改變不合理的膳食結構，防止超重和肥胖，肥胖者應減肥、戒煙酒；再次是注意休息，勞逸結合，避免長期從事體力勞動和緊張工作；最後要適當進行體育鍛鍊和體力勞動。

對於長期從事腦力工作的人而言，參加體育鍛鍊和體力勞動能解除精神緊張，調節生活，對防治高血壓有重要意義。慢跑、步行、騎自行車、游泳、做體操等各種形式的活動都可以，但應以循序漸進、逐漸增加運動量為原則。

 鉤藤粥

原料：

鉤藤10克，白米100克。

做法：

1. 將鉤藤擇淨，放入鍋中，加清水適量，浸泡5～10分鐘後，水煎取汁。

> 2. 白米洗淨，加適量水煮粥，粥將成時，加入鉤藤汁略煮即可。

鉤藤粥特別適合胸肋疼痛、心情煩悶的高血壓患者。鉤藤始載於《別錄》，記載其微寒，入肝、心包經。關於鉤藤為什麼能治療高血壓，《本草綱目》一語點破：「鉤藤，手足厥陰藥也，驚癇眩暈，皆肝風相火之病，鉤藤通心包於肝木，風靜火熄，則諸症自除。」

高血壓病雖是富貴病，但也不是現代人獨有的，《紅樓夢》裡的薛姨媽就患有高血壓。薛家豪富，飲食多膏粱厚味，糟鵝掌、炸鴨骨頭下酒，養得薛氏兄妹既肥且白。飲食過油膩，血壓自然會上升。而且薛姨媽經常替薛蟠擔驚上火，又娶了夏金桂「河東獅」，整日家宅不寧。有一回夏金桂借酒和薛姨媽大鬧，氣得薛姨媽渾身亂顫，左肋疼得厲害，明顯就是血壓過高、肝陽上亢的表現。於是薛寶釵先叫人買了幾錢鉤藤，濃濃地煎了一碗，薛姨媽吃了睡過一覺，肝氣才降下來。

野菊山藥粥

原料：

野菊花10克，鮮山藥100克，白米100克，蜂蜜30克。

做法：

1. 將野菊洗淨，山藥去皮洗淨切片。

2. 白米淘洗乾淨後和山藥一起下鍋，加適量清水煮粥。

3. 待粥將熟時，放入菊花，略煮後出鍋，放至溫熱後調入蜂蜜食用。

這道野菊山藥粥具有清風明目、補虛降壓的功效，適用於各型高血壓，尤其適合脾胃虛弱者食用。

白米和山藥一邊調補脾胃一邊中和野菊的藥性，起到調和的效果。野菊花味苦、辛，性微寒，歸肺、肝經，宋代景煥在《牧豎閒談》中說「真菊延齡，野菊泄人」，這個「泄」字用得絕妙，有清熱解毒、疏風平肝之意。毛澤東的詩詞「戰地黃花分外香」則點出了野菊花辛香通竅的特性。氣滯難行血，所以血壓居高不下，而野菊花通竅行氣、平肝降熱，所以有很好的降壓作用。

正因為野菊花有助於降低血壓，並能改善高血壓病人頭痛、頭脹、失眠等症狀，一些用於高血壓病的成藥都用了野菊花。如珍菊降壓片，就用的是野菊花膏粉，並配以雙氫氯噻嗪和蘆丁（即：芸香苷、維生素P）。但是雙氫氯噻嗪這類的藥物非常容易引起電解質紊亂、高糖血症、高尿酸血症等，所以高血壓患者在積極治療的同時，不妨喝一點兒野菊山藥粥。

 茄子粥

原料：

茄子、肉末各50克，白米100克，蔥薑、鹽、油、黃酒各適量。

做法：

1. 將茄子洗淨、切絲，用沸水焯一下，瀝水備用。

2. 炒鍋置火上，加油燒熱，蔥薑煸炒出香味，加肉末、黃酒炒至肉熟，然後下茄子翻炒片刻出鍋。

3. 白米洗淨，加水煮粥，粥將成時，放入茄子絲、肉末、鹽攪勻，略煮即成。

這道粥香鹹軟爛，非常適合患有高血壓的老年人食用。茄子味甘性涼，入脾、胃、大腸經，具有清熱止血、消腫止痛的功效。

現代研究發現，茄子含有蛋白質、脂肪、碳水化合物、維生素，以及鈣、磷、鐵等多種營養成分。特別是維生素P的含量很高，每100克中即含維生素P 750毫克。維生素P能使血管壁保持彈性和生理功能，保護心血管、抗壞血酸，這種物質能增強人體細胞間的黏著力，增強微血管的彈性，減低微血管的脆性及滲透性，防止微血管破裂出血，使心血管保持正常的功能，防止硬化和破裂，所以經常吃些茄子粥有助於防治高血壓、冠心病、動脈硬化等症。

當然，茄子有助於降血壓，也不能吃過量。前些年，有所謂「養生大師」宣稱生吃茄子可以養生降血壓，這是非常危險的。因為生茄子中含有茄鹼，人攝取過量會引起中毒。所以養生是一門學問，一定要科學、適度，不能偏聽偏信，更不能追求新奇。

 豆腐粥

原料：

豆腐150克，白米100克，調味料適量。

做法：

1. 豆腐洗淨，切成小塊待用。

2. 白米淘淨，放入鍋中，加清水適量，浸泡5分鐘後，小火煮粥到黏稠，下豆腐煮5分鐘，調味即可。

對於輕度的高血壓，我們可以吃一點兒豆腐粥調理。豆腐性涼味甘，有清熱潤燥、生津止渴、清潔腸胃的功能。

現代研究證明，豆腐可增加血液中鐵的含量，有利於人體血壓的穩定。此外，高血壓最怕的就是膽固醇，而豆腐不含膽固醇，所以可以常吃。

冠心病

冠心病一直是民眾非常關注的疾病，過去人們認為冠心病是老年病，然而近年來越來越多的年輕人也患上了冠心病，這和當今人們所處的社會環境、生活方式有密切的聯繫。

要注意的是，電視劇裡經常有某人發病，捂著心臟倒下去了的場景，其實冠心病絕對不會這樣「教條」似地犯病，牙痛、甚至喉嚨都會是發作的症狀。中老年人出現牙痛、喉嚨、肩膀痛這類症狀的時候，一定要及時到醫院檢查，以免耽誤了病情。

冠心病人最怕的就是吃得過飽，很多心腦血管疾病都是飽餐後發生的。在正常情況下，胃腸道的血管極其豐富，進食後，因消化與吸收的需要，心臟必須輸出大量血液給胃腸。這樣一來就增加了心臟的負擔，使心臟自身的血液循環處於相對缺血狀態，提高冠心病突發的可能。所以冠心病患者要儘量食用質地柔軟、易消化的食物，每餐只吃八分飽，等餓了以後再補充吃一點兒食物，這樣可以讓胃裡一直有一些食物，滿足身體需要。下面介紹幾款防止冠心病的粥。

 薤白粥

原料：

薤白20克、白米100克。

做法：

薤白洗淨切段；白米洗淨，加水煮粥，半熟時加入薤白段，繼續煮至粥成即可。

別看這粥簡單，它可是源自於《食醫心鏡》《聖惠》等著名醫書，有寬胸行氣止痛的效果，非常適合冠心病胸悶不適的患者。

　　東漢的時候有一位名醫叫董奉，他遇到過一個特殊的病例，當地一私塾裡的學生告訴董奉，傳授自己知識的私塾先生獨居寡歡患了病，常感到「胸部憋悶、疼痛、心慌、氣短、喘息」，董奉瞭解了這些情況後，讓學生帶著先生來看病。

　　但學生帶著先生去看病的時候，董奉卻藉故不在家，只命人端給先生一碗湯，讓其喝下便回去，下次再來。來回幾次，董奉始終沒有現身。學生很生氣，覺得董奉耍弄他們，沒有想到先生身體慢慢好了，原先胸悶疼痛的現象次數少了。

　　董奉給先生服的湯其實是一個食療方子，方中有一味治療胸痹非常好的藥，就是薤白。

有人會問這是何方神聖，字如此生僻拗口，其實它就是鄉間的野蒜。薤（音「謝」）白入藥由來已久，在東漢著名醫學家張仲景所著的《傷寒雜病論》中，治療胸痹心痛的著名方劑「栝蔞薤白白酒湯」中，就是以薤白為主藥的，對冠心病胸痛頗有效驗。中醫認為，薤白性味辛、苦、溫，入肺、胃、大腸經，有通陽散結，行氣導滯之功，為治療胸痹心痛的要藥。所以冠心病患者多食一些薤白粥，能夠預防或降低發病率。

 合肉稀飯

原料：

羊肉30克，牛肉30克，狗肉30克*，鹿肉30克，豬肉15克，白米100克，蔥、薑、鹽各少許。

*註：純屬中醫建議。

做法：

1. 將以上肉洗淨切小塊，焯水後待用。
2. 白米洗淨，加水煮粥，大火煮沸後，加入肉塊、蔥、薑，再沸後改小火煮至粥成，最後加鹽調味即可。

這道粥味道豐富鮮美，有溫陽行氣、益氣和血的作用。冠心病患者都屬於心血不足、氣滯血瘀，而粥裡的五味肉品，在中醫裡都被稱為「血肉有情之品」，狗肉、羊肉、牛肉性溫，大補陽氣，陽和則血和，陽通則血氣通。而這款粥和我們平時食用的粥的不同之處在於添加了鹿肉。中醫認為，鹿肉味甘性溫，屬于純陽之物，最能益氣血、補虛羸，清朝宮廷內的人經常吃鹿肉火鍋或者烤鹿肉來進補。冠心病患者可以食用此粥，補血養心效果極好。

 丹參粥

原料：
丹參10克，白米100克，白糖適量。

做法：

1. 將丹參擇淨，放入鍋內，加清水適量，浸泡5～10分鐘後，水煎取汁。
2. 白米洗淨，加適量水及丹參汁煮粥，粥熟後加白糖調味即可。

丹參粥味道微苦，所以用白糖調味。這道粥有活血化瘀、養血安神的功效，非常適合冠心病患者服用。

中醫認為,丹參性味苦、微寒,入心、心包、肝經,有活血化瘀、涼血消癰、養血安神之功。藥理研究表明,丹參含丹參酮、丹參醇、丹參素、維生素E等,能擴張冠狀動脈和周圍血管,增加冠脈血流量;減慢心率,改善心肌收縮力和微循環,降低血壓。現代常用於心腦血管病的治療,如複方丹參注射液、丹參注射液、複方丹參滴丸、複方丹參片等,療效甚佳,正如《本草綱目》所言,它能「活血,通心包絡」。煮粥服食,對冠心病有緩解和預防的作用。

糖尿病

糖尿病在中醫上稱之為「消渴症」,病因與肥胖有關,糖尿病人多數很瘦,當然也有肥胖者,食量驚人,一個人能吃兩個人的飯,非常能喝水,多數糖尿病患者嘴裡常常散發出一股爛蘋果的味道。

糖尿病是一種以慢性血葡萄糖水平增高為特徵的代謝病群。總的特點就是血糖過高、糖尿、多尿、多飲、多食、消瘦、疲乏。世界上最早確認和治療糖尿病的醫生是中國唐代名醫王燾。王燾的父親口渴難忍,飲量大增,身上多癤瘡,小便有水果味,他結合《古今條驗》一書中指出的「消渴病者小便似麩片甜」,於是親口嘗其父的小便,果然是甜的。於是就針對消渴病制訂了治療方案,輔以調整飲食,使父親的病情得到了控制。他把這些經驗寫進了《外台秘要》一書。

糖尿病不獨是現代人的專利,古代人糖尿病也是常有的,像《三國演義》裡的董卓,很有可能就是得了糖尿病。我們知道肥胖者極易得糖尿病,董卓常年生活在西北苦寒之地,喜食燒烤的肉類,沒事就歌舞狂歡,體形一定是偏胖的。而且史書記載,他的性格反差很大,原來是行俠仗義,後來卻變得非常凶悍殘忍,這很可能就是因為糖尿病人體液失調引起的情緒改變所導致。在《三

國演義》裡，董卓看見呂布調戲貂蟬，搶過方天畫戟就刺，一刺不中，反累得氣喘吁吁，這恐怕已經是二期糖尿病人體弱的徵象了。據說董卓死後，被曝屍東市，守屍吏把點燃的撚子插入董卓的肚臍眼中，點起了「天燈」。因為董卓肥胖脂厚，所以「光明達曙，如是積日」，還引來蒼蠅和蜜蜂。由此可以看出，董卓其實已經病入膏肓，即使沒有被呂布所殺，也命不久矣。

　　粥類非常適合養生，但唯獨對糖尿病人，一定要注意，我聽過很多醫生告訴病人：「得了糖尿病就不要喝粥了。」這種說法，既對也不對，糖尿病人血糖控制不好的時候，就不能喝粥。最好不要喝白粥，這是因為喝白粥後血糖會快速上升，胰島素水準迅速升高，白粥消化速度快，血糖數值又很快下降，人又重歸饑餓，這對控制血糖非常不利。除了白米粥，其他粥類如皮蛋瘦肉粥、生滾魚片粥等，都是白米做的，升糖作用也非常強。

　　在血糖控制平穩的情況下，可以喝一些粥類，但是熬粥的原材料一定要有選擇。下面，我們就介紹幾款適合糖尿病人食用的粥。

冬瓜薏米粥

原料：

冬瓜1塊，薏米50克，薑2片，蔥花、鹽各少許。

做法：

1. 薏米洗淨，用清水浸泡至發軟；冬瓜去皮，切塊。

2. 鍋裡加適量冷水，放入薏米、薑片，大火燒開，改小火煮20分鐘後加入冬瓜塊，再煮10分鐘，調入鹽、蔥花即可。

薏米性味甘淡微寒，是補肺健脾、利尿去濕的食藥兩用之品，現在藥理研

究表明，薏米的有效成分薏苡仁多糖有一定的降糖作用，可抑制肝糖原分解、肌糖原酵解，抑制糖異生，從而達到降低血糖值的目的，防治糖尿病併發症的發生。

而粥裡的冬瓜性寒，能養胃生津、清降胃火。據現代研究，因為冬瓜幾乎不含脂肪，它含有葫蘆巴鹼和丙醇二酸，前者對人體新陳代謝有獨特作用，後者能阻止體內脂肪堆積，有效阻止糖類轉化為脂肪。冬瓜含鈉量低而含鉀量高，並含維生素C，所以冬瓜能利尿、降血糖，是糖尿病人理想食物。

這道粥味道清淡，完全不會對血糖造成負擔，很適合糖尿病人食用。

 ## 苦瓜綠豆粥

原料：

苦瓜1根，綠豆50克，陳皮15克。

做法：

1. 將苦瓜洗淨，剝開去瓤，切片；綠豆用清水浸透，洗淨瀝乾水。

2. 在瓦煲內加入適量清水，先用大火煲至水開，加入苦瓜、綠豆、陳皮煲至水開，然後改用小火繼續煲至綠豆粥成即可。

這是一道味道特別清香、消暑下火、適合夏天飲用的清爽粥品，也非常適合糖尿病人服用。

歷代醫家很重視苦瓜的藥用保健價值，認為苦瓜性味苦、寒，入心、肝、肺三經，可消暑滌熱、解毒、明目。《泉州草本》中記載，苦瓜「主治煩熱消渴引飲，風熱赤眼，中暑下痢」，「熱」和「渴」都屬於糖尿病的典型中醫描

述。現代藥理研究發現並證實，苦瓜的確具有降低血糖的作用，給正常的以及患四氧嘧啶性糖尿病的兔子灌服苦瓜漿汁後，可使血糖明顯降低。

　　熬制苦瓜綠豆粥的時候，時間一定不要太長。雖然綠豆沒有升糖的作用，但是粥裡含的水分多，比米飯和饅頭更容易消化，也會使血糖升高得更快。再者，綠豆裡的澱粉含量雖小，且不溶於水，但經過長時間加熱，澱粉也會溶解釋放出來，使血糖升高。

 玉米鬚黑豆粥

原料：

玉米鬚60克，黑豆30克。

做法：

1. 將玉米須洗淨，煮半個小時，去須留汁。

2. 用其汁液煮黑豆，待豆爛粥成即可。

　　玉米鬚雖不起眼，但卻是一味良藥，它還有一個別名叫玉麥鬚玉，性味甘而平，能利尿消腫，平肝利膽。單煮玉米鬚被稱為「龍鬚湯」，有寬中健胃、利水的功效。在《嶺南采藥錄》中記載：「玉米鬚和豬肉煎湯治糖尿病。」玉米鬚就相當於人的鬚髮，髓精上榮於髮，玉米的精髓都在這看似不起眼的玉米鬚中，其性平和，能解熱毒、潤燥，將體內多餘的糖毒隨尿液排出體外。據現代科學證明，玉米鬚發酵劑對實驗動物糖尿病有明顯的降血糖作用，且對糖尿性高血壓也有改善作用。

　　黑豆更是好東西，在多部醫學古籍如《肘後方》《普濟方》裡治療消渴，都是用黑豆作為君藥。黑豆的血糖生成指數很低，一頓米飯和饅頭的血糖指數，是同等黑豆的5倍，所以以黑豆、玉米鬚熬粥，非常適合糖尿病人食用。

葛根粥

原料：

葛根30克，紅豆50克，生薑5片，白米100克。

做法：

1. 葛根用水煎湯，去渣取汁。

2. 白米洗淨，加葛根汁及適量清水煮粥即可。

　　葛根對糖尿病有非常好的治療效果，因為消渴症主要的致病原因是火燥生渴，所以控制住饑渴是治療的關鍵，故而清熱潤燥、養陰生津就成了治此病的原則。李時珍在《本草綱目》中記載，葛根味甘、辛，性平，無毒，主治消渴、大熱，起陰氣，解諸毒。肺受燥熱所傷，津液不能輸布而直趨下行，隨小便排出體外，所以才會出現口渴。而葛根藥性生發，能清散陽氣，肺燥是熱裡的實毒，其清解毒，鼓舞機體的正氣上升，順風推舟，津液布行，津液充足，所以能夠抑制口渴，調整全身津液，減輕症狀。

　　這道粥的味道有些苦，可以適當配以木糖醇調味。

貼心小叮嚀

　　唐代孫思邈在《千金方》裡指出：「治之愈否，在於病者，其所慎者有三：一飲酒，二房事，三鹹食及面。能慎此者，雖不服藥而自可滅也，不知此者，縱有金丹無救。」非常精闢地指出糖尿病的重點，在於患者自身的飲食節制，如果管不住嘴，就是大羅神仙拿著仙丹也無救。所以一定要注意飲食的合理攝入。

高脂血症

高脂血症通常是指空腹時血漿中的膽固醇、三酸甘油酯的含量高於正常或血漿中高密度脂蛋白的含量低於正常。

中醫雖無高脂血症病名，但對其實質的認識卻源遠流長，在《黃帝內經》中已有類似的記載，《黃帝內經・素問・通評虛實論》中說：「甘肥貴人，則高粱之疾也。」高脂血症的臨床表現大致屬於中醫的「痰濕」「濁阻」「胸痹」「眩暈」「心悸」「肥胖」「中風」等範疇，與肝、脾、腎三臟關係密切。

高脂血症的治療應以控制飲食，加強體育鍛鍊為主，再配合中醫藥治療效果較好。此外，要注意精神調攝，保持情緒穩定、精神愉快，做到七情平和、防怒、少思慮、勿傷神，就能使血液流通，痰濁難生。

 紅麴粥

原料：

紅麴米30克，白米100克。

做法：

1. 將白米、紅麴米分別用清水淘洗乾淨。

2. 鍋內放適量清水，下入白米，大火煮沸後加入紅麴米，用小火煮至粥熟米黏即可食用。

紅麴米是以秈稻、粳稻、糯米等稻米為原料，用紅麴黴菌發酵而成的，外皮呈紫紅色，內心紅色，微有酸味，味淡，它對蛋白質有很強的著色力，因此常常作為天然食品染色色素。在醬油沒有發明之前，它有上色增香的作用，我們平時吃的灌腸、豆腐乳、櫻桃肉裡都有紅麴，在超市或農夫市集都可以買到。

　　明代李時珍在《本草綱目》中評價紅米說「此乃人窺造化之巧者也」「奇藥也」。在許多古代中藥典籍中都記載紅麴具有活血化瘀、健脾消食等功效，用於治療食積飽脹、產後惡露不淨、瘀滯腹痛和跌打損傷等症。現代科學研究發現，紅麴具有非常強大的降低總膽固醇、降低低密度脂蛋白、降低血清三酸甘油酯等功效，被譽為最有前途的降脂物質，所以高脂血症患者喝一點兒紅麴粥來降脂，沒有任何副作用。

 蘑菇燕麥粥

原料：

鮮蘑菇200克，燕麥片50克，油菜心100克，蔥、薑、鹽、油、胡椒粉、雞湯各適量。

做法：

1. 將鮮蘑菇、油菜心洗淨，切成丁。

2. 鍋置火上，放入油燒熱，下蔥、薑片煸出香味，再下入鮮蘑菇炒片刻，倒入雞湯燉3分鐘，再倒入500克開水，加鹽調味。

3. 湯開後撒入燕麥片，煮3～5分鐘後，把油菜心放入鍋內，粥沸後離火，盛入碗內食用。

這道蘑菇燕麥粥味美香濃，非常適合高脂血症患者食用。因為高脂血症是膽固醇、三酸甘油酯的含量高於正常，而富含植物固醇的燕麥是公認的降血脂能手，它能夠幫助我們清理動脈血管。吸收膽固醇的管道就像馬路一樣，植物固醇的攝入占了馬路較多位置，自然就競爭性地抑制了對膽固醇的吸收。而粥裡的另一道主材蘑菇也是天然的保健食物，不僅營養價值豐富，而且還有防癌、降壓、降脂的功效。

 薑黃海帶粥

原料：

薑黃3克，水發海帶50克，白米100克。

做法：

1. 將薑黃入鍋，加水適量煎煮10分鐘，取汁；海帶洗淨切細絲。

2. 白米洗淨，加水、海帶絲及藥汁共煮粥，粥煮好後加少許鹽調味即可食用。

這道粥鹹香適口。薑黃是一味中藥，性溫，味辛苦，歸脾、肝經，能破血行氣、通經止痛，所含的薑黃素有明顯降低血漿總膽固醇和三酸甘油酯的作用，可抗動脈硬化、抗衰老；而海帶軟堅散結，含有大量的不飽和脂肪酸和食物纖維，能清除附著在血管壁上的膽固醇，促進膽固醇的排泄。

薑黃和海帶搭配，一破一散，對降低頑固的膽固醇和三酸甘油酯有非常好的效果，常食此粥既能降低血脂血壓，還能有效預防動脈硬化。此粥每週可食用2次。

脂肪肝

因暴食、喝酒、不愛運動、飲食不規律等不良生活習慣，患脂肪肝的人越來越多，且胖人尤為多見。

中醫認為，脂肪肝屬於積證。正如《黃帝內經》中所說「肝之積，曰肥氣」，故也稱之為「肥氣病」，認為是體內肥脂之氣過多地蓄積於肝臟，導致肝臟功能失調、疏泄不利等一系列病症。

肝積並非大病，可經藥物治療或節食、運動等措施而自行緩解。但若拖延不治，積久則會變生大病，須小心重視。

治療和預防脂肪肝，飲食方面，要堅持以植物性食物為主、動物性食物為輔，能量來源以糧食為主的原則。要糾正不良飲食習慣，一日三餐定時定量，早餐要吃飽，中餐要吃好，晚餐大半飽，避免飲食過量、吃零食、吃宵夜等不良習慣，忌食蔗糖、果糖。必須限制鹽，並適量飲水。

脂肪肝是可逆性疾病，最宜食療，可以多吃山楂、荷葉、甲魚、豆類、韭菜、茄子、絲瓜、莧菜、芥菜、胡蘿蔔、葡萄及鴨梨等食物，這些食物有阻止肝臟脂肪升高或膽固醇升高的作用；甲硫胺酸豐富的食物，如小米、蓧麥（音「掉」，即：裸麥、青稞）麵、芝麻、菠菜、菜花、甜菜頭、干貝、淡菜等，可促進體內磷脂合成，協助肝細胞內脂肪的轉變，對預防脂肪肝有好處。另外降脂食物，如燕麥、玉米、海帶、大蒜、洋蔥、番薯、牛奶、蘋果、菇類、花菜、向日葵籽、無花果、檸檬等均宜常吃。

黨參茯苓白扁豆粥

原料：

黨參、茯苓各10克，白扁豆20克，白米100克。

做法：

1. 將黨參、茯苓洗淨，與白扁豆同入鍋中，加水（煮粥的水量）煎煮30分鐘。

2. 加入淘淨的白米，大火煮沸後改小火煮至粥成即可。

患脂肪肝者多為胖人，罪魁禍首就是痰濕。痰濕會隨氣到處流竄，停留在肝臟，便會形成脂肪肝；滯留于腰間，就是將軍肚、水桶腰；泛溢於肌膚、肌肉，肌肉中被水液充滿，面部、四肢也會水腫、臃腫。所以痰濕嚴重的人，往往看上去十分肥胖。

如何化解痰濕呢？就得從脾入手。古代打仗時，人們講究先控制對方的糧草。官渡之戰中，曹操兵力並不敵袁紹，但曹操一把火下去，將袁紹放在烏巢的糧草悉數燒光，令袁紹大敗而歸。而我們從脾上著手，就好比是從糧草上打主意，從源頭上斷絕敵人的糧草。糧草不足，敵人就沒有精力作戰了。

這道粥裡的三種食材都是健脾利濕之物。黨參味甘，性平，歸脾、肺經，質潤氣和，具有健脾補肺、益氣養血的功效；茯苓被稱為「四時神藥」，味甘淡，性平，入藥具有利水滲濕、益脾和胃、寧心安神之功用；現代醫學研究發現，茯苓能增強機體免疫功能，茯苓多糖有明顯的抗腫瘤及保護肝臟作用；而白扁豆更是健脾祛濕良藥。三者共煮成粥，健脾利濕作用明顯而無副作用，非常適合脂肪肝患者食用。

山楂薏米粥

原料：

山楂（乾）30克，薏米100克，冰糖適量。

做法：

1. 薏米淘洗乾淨，浸泡1個小時；山楂洗淨。

2. 將薏米入鍋，加水大火煮沸後轉小火慢煮20分鐘。

3. 加入洗好的山楂乾，一起煮至薏米黏稠即可。

這道粥酸酸甜甜，非常可口。很多中醫在推薦養肝去脂食物的時候，都會提到山楂，中醫記載其「尤消肉食」，一個「消」字道盡了山楂消脂功能的強大，它含有熊果酸，能降低動物脂肪在血管壁、肝臟的沉積，促進膽固醇的轉化。薏米，味甘淡，性微寒，有利水消腫、健脾去濕、清熱排膿等功效，脂肪肝患者食用，再合適不過。

芹菜胡蘿蔔粥

原料：

白米100克，胡蘿蔔1根，芹菜1根，鹽少許。

做法：

1. 把白米淘洗乾淨，用清水浸泡1個小時；胡蘿蔔去皮，切小塊，用果汁機打碎；芹菜洗淨，切碎。

2. 將浸泡好的白米放入鍋裡，加入適量清水，大火燒開後加入胡蘿蔔泥和芹菜末，改為小火慢煮。

3. 粥成後加適量鹽調味即可。

唐代的孫思邈對脂肪肝的治療提出了非常正確的觀點：「廚膳勿使腑內過盈，常令儉約為佳。」就是說飲食要以植物性食物為主，儘量不要食用過多肉類。

這道粥裡的芹菜和胡蘿蔔都屬於養肝護肝的蔬菜，胡蘿蔔性微溫，入肺、胃經，有健脾養胃、化痰清熱、利濕順氣、消腫散瘀、解毒止痛的功效。現代研究發現，胡蘿蔔中含有大量的生物鉀，鉀進入血液後，能將血液中的油脂乳化，同時能有效溶解沉積在肝臟裡的脂肪，並將這些體內垃圾排出體外，達到降脂、「清潔」血管、增加血管彈性、改善微循環的效果。

芹菜含多種胺基酸、揮發油、水芹素等，具有保護肝臟的作用，不僅能降血壓和去脂，還能預防動脈硬化。

貧血

中醫裡沒有「貧血」這個詞，貧血大致可歸為「血虛」一類，主要是由於失血過多或生血不足兩大原因造成。

貧血最明顯的症狀就是頭昏眼花、四肢乏力、心慌氣短、性欲減低。很多貧血的人臉色發黃，唇色蒼白，皮膚粗糙，頭髮沒有光澤，甚至不用做血液檢查，一看就能看出來。

普通的貧血可以通過飲食和保養來改善，貧血的人平時多吃一些綠色蔬菜和含鐵量高的食物，如蛋黃、牛肉、肝、腎、海帶、豆類等；少飲茶，茶葉中的鞣酸會阻礙身體對鐵質的吸收。使用傳統的鐵鍋煎炒食物，鍋與鏟之間的摩擦會產生許多微小的碎屑，在加熱過程中，鐵可溶於食物之中，故鐵鍋是一種很好的補血器皿。另外，貧血者最好多吃一些含維生素C的食物，因為維生素C可促進人體對食物中的鐵離子吸收。

中醫認為，血是水穀經過氣的作用轉化而成，血與氣的關係密切，不僅血的生成與氣有關，而且血的運行也需要氣的推動，因而補血也需要兼顧補氣。貧血患者保持心情愉快可使氣血暢通。

 人參當歸鴿肉粥

原料：

白米50克，白乳鴿1隻，人參15克，當歸20克，棗30克，薑、鹽各適量。

做法：

1. 將乳鴿去內臟、腳爪，切塊，焯水。

2. 人參、當歸洗淨切片，將乳鴿塊和藥材放入燉盅裡，加沸水慢火燉2個小時。

3. 白米洗淨，另入鍋加水，大火煮沸後轉小火，煮至黏稠後將燉好的乳鴿和湯放入粥中，加鹽調味即可。

這道粥適合氣血兩虛、頭暈目眩、體虛食少的貧血患者。前面說過，人參補氣、當歸補血，兩者同用，能使脾旺而恢復其「攝血」的功能。

老話說「一鴿勝九雞」，鴿肉營養豐富，味美滋陰，能夠防治各種疾病，中醫認為它有補肝益腎、益血補氣、清熱解毒、生津止渴的功效。《本草綱目》中記載：「鴿羽色眾多，唯白色可入藥。」這是因為白鴿的繁殖力強，雌雄交配繁密，故被視為扶助陽氣強身的妙品。這道粥以白鴿為主材，既能益血養肝，還能使湯味香濃可口，緩和人參、當歸微苦的口感。

瘦肉黑米粥

原料：

瘦肉80克，黑米100克，芹菜10克，鹽、胡椒粉各適量。

做法：

1. 將黑米淘洗乾淨，提前浸泡一夜；豬肉、芹菜洗淨，切丁。

2. 瘦肉丁入油鍋煸炒後，放入適量清水（煮粥的水量），放入黑米，大火煮沸後改成小火，粥將成時放入芹菜丁煮2分鐘，最後加入少許鹽、胡椒粉攪拌均勻即可。

　　這道粥鮮香適口，瘦肉性平、味甘，具有潤腸胃、生津液、補腎氣、補虛強身、豐肌澤膚的功效。而黑米又被稱為「補血米」，古醫書記載黑米有「滋陰補腎，健身暖胃，明目活血」「清肝潤腸」「滑濕益精、補肺緩筋」等功效，可入藥入膳，對頭昏目眩、貧血白髮療效尤佳，長期食用可延年益壽。

　　黑米最大的優點得益於它的「黑」，這是因為它外部皮層中含有花青素、葉綠素和黃酮類的植物化學物，這些物質與硒、胡蘿蔔素等一樣都具有很強的抗氧化性，能活血補血。

 紅棗木耳粥

原料：

糯米100克，阿膠15克，紅棗10枚，黑木耳10克。

做法：

1. 將黑木耳放入碗中，加適量溫水浸泡，待其膨脹後撈出，用清水洗淨。
2. 阿膠搗碎，紅棗去核。
3. 將黑木耳、紅棗及糯米一起放入鍋中，加適量清水，大火煮沸後改小火熬粥。待粥煮熟後，放入阿膠煮化攪勻即可。

　　阿膠具有止血、補血及滋陰潤燥作用，經常食用可提高體內紅血球及血紅蛋白的含量，維持及促進骨髓造血功能；紅棗內含有多種微量元素，如蛋白質、胡蘿蔔素、維生素B群及維生素C、鈣、磷、鐵等。這些營養元素（尤其是鐵及維生素）可維持毛細血管壁的完整性，起到補中益氣、養血安神作用；黑木耳是含鐵量最高的食物之一，有益氣補血、止血及活血的作用。

　　此粥適用於頭暈及血虛者。經常食用，可補充一定量的鐵以滿足機體代謝需求，還可為血紅蛋白提供充足原料，改善造血功能，使貧血症狀得以改善。

失眠

　　失眠不僅是指睡不著覺，入睡困難、多夢、早醒等睡眠品質不佳的現象都屬於失眠。一般來說，成年人每天睡眠時間為7～8小時為宜。就寢後半個小時不能入睡、易於驚醒、晚上覺醒時間超過半小時、睡眠持續時間少於正常範圍、醒得過早，有上述一種表現且起床後有困乏、頭腦不清，甚至有頭疼、頭暈等現象，而且持續時間較長，影響工作和生活的，就是失眠。

失眠對人體的傷害主要在精神上，一般不會致命。但長期失眠會使人脾氣暴躁，攻擊性強，記憶力減退，注意力不集中，精神疲勞。

西醫是靠鎮定類藥物來催眠，一些人覺得安定多服點兒沒關係，久而久之與安定就成了好朋友。其實，長期使用可形成藥物依賴，甚至成癮。還會造成肝腎功能衰竭，產生耐藥性，引起精神障礙，誘發其他疾病等。

輕微的失眠，我們可以通過飲食調養的方法緩解，下面介紹幾款緩解失眠的粥。

 遠志粥

原料：

桂圓肉、遠志各10克，白米80克，冰糖少許。

做法：

1. 將遠志擇淨，放入鍋中，用冷水浸泡30分鐘後，水煎取汁。

2. 白米洗淨，與桂圓肉一同入鍋，加水煮粥，待粥熟時調入遠志汁、冰糖，再煮2分鐘即成。

這道粥能滋補肝腎、養心安神，很適合失眠心煩、產後憂鬱、神情恍惚者食用，可每天服用1次。

桂圓我們前面介紹過，有滋補氣血、安神養心的功效。另一種主材遠志我們不常見，其性味辛、苦、微溫，最開始記載在《神農本草經》上，被列為上品，有「主咳逆傷中，補不足，除邪氣，利九竅，益智慧，耳目聰明，不忘，強志倍力」之功效。《藥性論》裡面說遠志「治健忘，安魂魄，令人不迷」。遠志最妙之處在於安心，心安自然能睡著。

《紅樓夢》〈慧紫鵑情情辭忙莽玉〉裡面，紫鵑謊稱林妹妹要「家去」，結果唬得寶玉「迷了心竅」，失了神志。賈母給他吃的祛邪守靈丹和開竅通神散裡面就有遠志的成分。如果有人像范進一樣，突然大喜大悲迷了心竅，來不及找藥就醫，一碗遠志粥灌下去，也能很快恢復神智。只可惜范進身邊沒有懂醫理的人，白白挨了胡屠戶一巴掌。

 合歡黃花菜小麥粥

原料：

白米100克，浮小麥30克，乾金針花30克，合歡皮、百合各15克，茯苓12克，鬱金10克，紅棗6枚，鹽適量。

做法：

1. 將浮小麥、合歡皮、鬱金用紗布包起來，用1000毫升水浸泡後，小火煎取藥汁。

2. 紅棗去核，茯苓、百合洗淨，金針花洗淨泡開，切小段。

3. 白米洗淨，同藥汁、紅棗、茯苓、百合、金針花一起放入砂鍋內（藥汁若不夠多，可以適當再加些水），大火煮沸後改小火煲2個小時，加入適量鹽調味即可。

這道粥出自嵇康的《養生論》，名字非常富有古代禪意，叫作合歡萱草湯。萱草就是我們現在吃的金針花，而粥裡的合歡皮是合歡樹的乾燥樹皮，名字出自《本草綱目拾遺》。合歡皮性味甘、平，有解鬱、安眠、寧心、消癰腫等功效。中醫認為，勞倦思慮太過傷及心脾，傷於心則血暗耗，傷脾則納少，二者導致血虧虛，不能營養於心，心失所養，則心神不安，夜不能寐。而合歡

皮入心、脾二經，甘溫平補，能開達五神，消除五志，心氣和緩，則神明安。

提到定神安眠的食材，很容易聯想到上文說的遠志，合歡皮熬粥和遠志熬粥有什麼不同呢？遠志味苦、性溫，入心、肺、腎經，強志益精，多用於痰迷神昏，驚悸、失眠、健忘等症狀；而合歡皮入心、脾二經，較遠志輕靈溫和，即使身子較弱的人也可以服用。而且它的藥性比較平和，氣緩力微，需要長時間服用才有效果。

 酸棗仁粥

原料：

酸棗仁15克，小米50克，水適量。

做法：

1. 小米淘洗乾淨後用清水浸泡一會，酸棗仁用清水沖洗乾淨待用。

2. 把酸棗仁放入鍋中，加水，煮酸棗仁湯，煮5分鐘後加入浸泡好的小米，大火煮沸後改用小火，煮至粥熟即可。

這道粥從張仲景的《金匱要略》中演化而來，原文說：「虛勞虛煩不得眠，酸棗仁湯主之。」

中醫裡治療失眠，運用最多的一味中藥就是酸棗仁。最妙的是，酸棗仁藥性非常溫和，連林黛玉都拿它滋陰養血，補心安神。熟悉《紅樓夢》的朋友會問，黛玉也沒有吃過酸棗仁啊。其實，她吃的天王補心丹裡的主要成分，就是酸棗仁，酸棗仁性平養肝。

有人會問，睡不著和肝有什麼關係呢？中醫認為，肝藏魂，內寄相火，肝血虛則魂不安，虛火擾心則神不寧。所以肝虛也會導致心悸失眠，這個時候喝

點兒酸棗仁粥，是再合適不過的。

口腔潰瘍

　　口腔潰瘍俗稱「口瘡」，不受年齡限制，任何年紀都可發病，是發生在口腔黏膜上的表淺性潰瘍，大小可從米粒至黃豆大小，成圓形或卵圓形，吃了稍微刺激的食物就會引起疼痛。

　　口腔潰瘍雖生於口，但與內臟有密切關係。一般一至兩個星期可以自癒，但也有可能反覆發作。平常應注意保持口腔清潔，常用淡鹽水漱口，戒除煙酒，生活起居有規律，保證充足的睡眠。飲食清淡，多吃蔬菜水果，少食辛辣、厚味的刺激性食品，保持大便通暢，以減少口瘡發生的機會。下面我們介紹幾款緩解口腔潰瘍的粥。

 蓮藕排骨粥

原料：

豬排骨300克，蓮藕50克，白米50克，小米30克，鹽、料酒、蔥、薑各適量。

做法：

1. 白米、小米分別淘淨。

2. 將豬排骨洗淨，剁成段，放鍋中加入清水，放料酒、薑片，大火燒開，撈出排骨沖去浮沫。

3. 蓮藕洗淨，去皮，切塊，用淡鹽水浸泡10分鐘左右。

4. 將豬排骨、蓮藕、白米、小米一同放入鍋中，加入足量清水，燉至排骨酥爛、米湯黏稠，加鹽調味即可。

這道粥酥爛香濃，我們上面說到中醫治療口腔潰瘍，一般用瀉火解毒、清利濕熱的治法。藕味甘性寒，有清熱生津、除暑熱、涼血止血、潤肺止咳等作用，其中含有大量的維生素C和豐富的維生素K，可以促進潰瘍面的恢復，富含的膳食纖維還有潤腸通便、滋陰清熱、清胃降火之功效，對治療口腔潰瘍也有一定作用。同時，藕中含有的維生素B群和微量元素鐵、鋅、葉酸等，能夠促進潰瘍口腔黏膜上皮的修復。

 珠玉二寶粥

原料：

鮮山藥60克，薏苡仁60克，柿霜餅2個。

做法：

1. 將柿霜餅切碎，鮮山藥去皮切丁，薏苡仁用清水浸2小時以上。

2. 將山藥、薏苡仁放鍋中，加適量水，大火煮沸後改小火熬煮至熟。

3. 將柿霜餅倒入粥鍋內攪勻，小火繼續煮5分鐘即可。

這道粥味道清淡，有清補脾肺、甘潤益陰的功效。因為山藥、薏米和柿霜餅都被切成了碎丁，不會對口腔潰瘍產生疼痛刺激性，可以放心食用。

柿霜就是柿餅上的白霜，它細膩，味甘，性涼，入心、肺經，能清熱、潤燥、化痰，李時珍稱其「乃柿中精液，入肺病上焦藥尤佳」。柿霜對肺熱痰咳、喉痛咽乾、口舌生瘡、吐血、咯血、痔瘡出血等症均有顯著療效。

如果是輕度口腔潰瘍，堅持喝粥一個星期，即可治癒。山藥、薏米、柿霜餅味道清甜，也可作為小兒日常膳食，防治口腔潰瘍。

 西瓜粥

原料：

西瓜皮50克，西瓜瓤100克，白米100克，玉米粒少許，冰糖適量。

做法：

1. 西瓜皮刮去硬皮，切丁；西瓜瓤切成小塊。
2. 白米、玉米粒淘洗乾淨，與西瓜皮丁一併放入鍋中，加適量水煮粥。
3. 待粥軟硬適度（不必太黏）時，下入西瓜瓤和冰糖攪勻，煮沸即可。

這道粥既可趁溫熱食用，又可放入冰箱冰鎮食用。冰鎮後紅白相間、顏色鮮豔，瓜皮還會有椰果的口感，非常適合口腔潰瘍患者食用。

西瓜有「天然白虎湯」之稱，其性味甘寒，能清熱解暑，除煩止渴，利小便，為夏季熱盛傷津時服用的常備水果。《本草綱目》謂其能「療喉痹，寬中下氣，利小水，治血痢，解酒毒」。喉痹，就是咽喉腫痛、發炎一類的，也包

括我們所説的口腔潰瘍。

西瓜皮功效和西瓜基本相同，我們用的中成藥西瓜霜就是西瓜皮和皮硝混合成的白色結晶。西瓜皮有個很好聽的名字：「西瓜翠衣」，是一味很好的中藥，性寒、味甘，歸心、胃、膀胱經，最能清熱解毒、生津止渴。有一副對聯裡寫道「世人坐北朝南西瓜皮向東甩」，實在有點兒暴殄天物。口腔潰瘍其實就是有火，西瓜皮性寒，清涼循經上行，能化去熱火。燥熱一平，口腔潰瘍自然就消除了。

感冒

感冒指外感風寒等外邪或因時令不正而致病。《醫理真傳》卷一記載：「夫病而曰外感者，病邪由外而入內也。外者何？風寒暑濕燥火六淫之氣也。」臨床以惡風寒、噴嚏、鼻塞、流涕、頭痛、全身酸楚等症為多見，或有發熱，或有咳嗽，或見咽癢、咽痛。感冒有風熱感冒、風寒感冒、暑熱感冒、時行感冒等。

好多人都不喜歡感冒，頭痛、鼻塞、打噴嚏，好不痛苦，不過中國有句老話説得好，「塞翁失馬，焉知非福」，感冒也是如此。偶爾小小感冒一次，流點兒鼻涕，打個噴嚏，可以讓肺得到一次清理和歷練。這一點注意觀察就會得到驗證：每當我們感冒一次後，近期便不會感冒了，要隔很長一段時間才會感冒。用西醫的話説，就是產生了抗體。而在中醫上講，就是上次感冒的時候將身體內的邪氣和汙濁給排出去了。肺部經此一役，得到了鍛鍊，抵禦邪氣的能力就增強了。

生薑粥

原料：

生薑20克，白米100克，蔥白2根。

做法：

1. 將生薑、蔥白擇淨，切成末備用。

2. 白米淘淨，放入鍋中，加清水適量煮粥，待熟時調入蔥白、薑末，再煮2分鐘即成。

這道粥有發汗解表、溫肺止咳的功效，適用於風寒感冒等症。在中醫看來，所有的感冒都是外邪襲表、肺氣失宣所致。什麼意思呢？就是説外面的邪氣攻陷人體的表層肌膚，擋住了人體與外界交流的通道，產生了諸如頭痛、噁心等一系列症狀，外邪並非只有一種，可能是寒，也有可能是熱，還有可能是濕。風與寒相合，成了風寒；風與熱相合，成了風熱。所以對付不同的外邪，需要採取不同的措施。

風寒引起的，關鍵就是出點兒汗，把肌膚表層寒氣驅逐出境就可以了。生薑味辛微溫，辛能散風，溫能驅寒，所以薑練就了一身解表散寒的好功夫，我們喝了薑粥後會發汗，然後身體就會感覺輕快許多，這就是因為薑湯有強大的辛溫發散功效，如秋風掃落葉一般毫不留情，把邪氣和汗一起逼出體外，或使身體內正邪相抵，所以疾病很快就能消除。所以感冒的時候先別著急拿藥，先喝一點兒薑粥，既治標又治本，效果遠遠好過西藥。此粥可以每天食用1～2次，連續3～5天。

需要注意的是，薑有乾薑和生薑之分。乾薑皮老肉厚，性熱味辛，入脾經，這正應了「老要輕狂少要穩」的俗語，它的作用以溫中為主，主要治療胸

滿咳逆上氣，止血養胃。生薑才是我們治療風寒感冒的真正主角，它的辛味充足，極適合擔當祛除風邪的急先鋒，所以風寒感冒一般用生薑入粥。

 薄荷粥

原料：

薄荷葉10克，白米100克，冰糖適量。

做法：

1. 將鮮薄荷葉去雜質及老、黃葉片，用清水洗淨，瀝乾水備用。
2. 白米洗淨，放鍋內加水適量，大火煮沸後改用小火慢煮，待米爛粥稠時，倒入薄荷葉及適量冰糖，煮至冰糖融化，攪勻即成。

我們一感冒，就會想到喝薑茶，但有的時候卻越喝越嚴重，為什麼會出現這種情況呢？因生薑是辛溫的食物，能發汗解表、理肺通氣，但若果遇到的是風熱感冒，反而會助長邪熱，很容易越喝越嚴重。

風熱感冒和風寒感冒不同，它多發生在春季，老話說「春捂秋凍」是非常有科學依據的，春季冷暖失調，風熱相兼，很容易趁機侵入人體，造成風熱感冒。如果有風熱感冒，可以喝一點兒薄荷粥。

薄荷是一味藥材，性辛味涼，入肺、肝經，它性涼而清，專攻於肝肺，辛能發散其風，涼能清利其熱，古人曾有云：「薄荷能去骨蒸之熱。」熱從骨縫中透出，由此可見薄荷清涼祛熱的功效，對於區區風熱，更是不在話下了。

服下薄荷粥和薑粥完全不同，薑粥透發的是熱汗，大汗淋漓後身體馬上就會輕快許多，而薄荷粥透出的是涼汗，薄薄的一點兒，可就是這薄汗，卻是病

癒的關鍵。所以我們遇到感冒，首先要判斷自己是風熱感冒還是風寒感冒，然後再對症治療，切不可不管不顧，亂吃一氣，使感冒加重。

 香薷扁豆粥

原料：
香薷5克，白扁豆20克，白糖少許。

做法：
將香薷、白扁豆搗碎，放入保溫杯中，用沸水沖泡，蓋上蓋子1個小時，加入白糖，待溫涼後即可代粥食用。

此粥化自《太平惠民和劑局方》，原為香薷（音「如」）飲。我們民間有冷感冒、熱傷風的說法，冷感冒是指風寒感冒和風熱感冒，這兩種感冒我們在上文說過，熱傷風是指暑熱感冒。

暑濕感冒是夏季特有的感冒，因為夏天悶熱，濕氣較大，大家又比較貪涼，吃冷飲、吹空調，結果第二天就頭痛起來。《紅樓夢》第二十九回描寫了這樣一個場景：黛玉昨日回家，又中了暑病了，喝的就是香薷飲。

香薷又被稱為香茹、香菜，在夏天裡可以作為蔬菜食用，味道清香怡人。入藥性溫味辛，入肺、大腸經，能發汗解暑、祛風解表、透疹消瘡，曾被歷代醫家稱為「夏月解表之要藥」，有「夏月麻黃」的美稱。

為什麼香薷能夠獲此殊榮呢？暑熱多中的是貪涼的風寒之邪，患者一般沒有寒冷的感覺，就是發熱，出汗多但仍不解熱。對於這種情況，我們就要用辛溫之物解表除寒、祛暑化濕。《本草綱目》給了香薷很高的評價：「世醫治暑病，以香薷飲為首藥。」這可以從紫鵑的話裡看出：「才吃了藥好些。」由此可見，黛玉服用香薷飲後症狀已經好轉，療效明顯。

粥裡加白扁豆能健胃和中，我們經常説「生病要嘴壯」，其實也是有一定道理的。白扁豆能增加感冒者的食欲，願意進食，身體從食物中吸收了營養，增強免疫力，正氣增強了，感冒等外邪也就退讓了。

貼心小叮嚀

　　香薷扁豆粥一定要冷服，才能防止服用後出現嘔吐。《紅樓夢》中黛玉嘔吐看起來是因為和寶玉拌嘴所致，其實很可能是因為喝了溫熱的香薷飲導致的。

咳嗽

　　咳嗽是呼吸道疾病最常見的一種症狀。有人一咳嗽就很緊張，擔心咳出肺炎，於是大把大把吃藥，其實這是錯誤的。咳嗽多來源於肺氣不清，失於宣肅。説得再直白一點兒，咳嗽是人體一種保護性防禦功能，通過咳嗽，可以排出呼吸道的分泌物或侵入氣管內的異物。一咳嗽就吃藥，痰出不來，是很難痊愈的。

　　咳嗽的類型也很多，像有時候僅有咳嗽而無痰的稱為乾咳，這種乾咳可見於多種疾病，切不可用止咳藥來解決。

　　下面針對幾種常見咳嗽證型，給大家推薦幾款居家調養粥。

荸薺梨子粥

原料：

荸薺100克，白米50克，梨1個，白糖適量。

做法：

1. 將荸薺洗淨去皮，切塊；梨洗淨，與荸薺一起榨汁備用。

2. 白米淘淨，加清水適量煮粥，待熟時調入荸薺汁、梨汁、白糖，略煮即成。

這道粥清熱養陰、生津止渴，非常適合陰虛肺熱、咳嗽痰多者服食。

荸薺也稱為馬蹄，自古就有「地下雪梨」的美譽，在南方更有「江南人參」的稱號。《本草再新》言其：「清心降火，補肺涼肝，消食化痰，破積滯，利膿血。」中醫認為，荸薺性味甘、寒，入肺、胃經，有清熱養陰、生津止渴、消積化痰的功效，與梨入粥，對肺熱咳嗽效果更佳。

同時，荸薺中所含的磷是根莖類蔬菜中最高的，能促進人體生長發育和維持生理功能，對兒童牙齒骨骼的發育也有很大好處。

杏仁川貝粥

原料：

白米100克，杏仁10克，川貝母6克，冰糖10克。

做法：

1. 杏仁去皮，熱水燙透備用；川貝母去泥沙洗淨。

2. 白米淘洗乾淨入鍋，加水煮至米軟，放入杏仁、川貝母繼續煮。

3. 粥熟後放入冰糖，煮至融化後攪勻即可。

這道粥很適合燥熱引起的咳嗽患者服用。

川貝因產自四川而得名，是中藥裡化痰止咳的首選，性味甘、苦、微寒，潤肺化痰，多用於肺虛久咳，痰少咽燥等症。《本草彙編》言其「治虛勞咳嗽，吐血咯血，肺痿肺癰，婦人乳癰，癭疸及諸鬱之症」。中醫認為，脾為生痰之源，肺為貯痰之器，川貝煮粥服食，健脾補肺，能達到化痰止咳的效果。而且藥理研究也表明，川貝含有多種生物鹼，能擴張支氣管平滑肌，減少氣管分泌，起到鎮咳、祛痰的作用。

貼心小叮嚀

有些人在咳嗽時便自己購買川貝煮粥服用，有的人服後病情好轉，有的病人卻無效，甚至越吃咳得越厲害。這是因為川貝性寒、味苦，能清熱潤肺、化痰止咳，雖有「止咳化痰聖藥」之稱，卻只適用於熱咳。所謂熱咳，多為口乾、咽痛、痰少、痰黃而黏稠，有的還伴有發熱，甚至頭痛。若不加辨證，一咳就亂用川貝，會耽誤治療時機，使病情加重。

消化不良

　　消化不良是指與飲食有關的一系列不適症狀。消化不良幾乎人人都得過，只不過有的輕有的重。有些人吃了諸如捲心菜（高麗菜）、豆類、洋蔥或黃瓜等，或喝了酒和含碳酸成分的飲料後，都會發生一種或多種消化不良症狀。有些人飲食速度太快、吃得太油膩或吃得太多，以及在焦慮、緊張或憂鬱等狀態下也可能發生。懷孕婦女、大量吸煙者、便秘者及肥胖者特別容易患消化不良。

　　在中醫裡，消化不良歸為「胃脘痛」「痞滿」「嘈雜」「納呆」「傷食」等範疇，它不僅會使人感覺很不舒服，甚至還會造成肚腹疼痛。雖然不會造成生命危險，但時間長了對身體營養吸收影響是很大的，會讓人氣血不足，身體羸弱。

　　消化不良時，我們先不著急用藥，可以嘗試煮幾款粥來緩解。

 麥芽白朮粥

原料：
麥芽22克，白朮20克，白米50克。

做法：
1. 將麥芽、白朮一起放入鍋內加水煎煮，去渣取汁。
2. 白米洗淨，與藥汁及適量清水一起煮粥即可。

中國有很多有趣的習俗，過年前要祭灶王爺，擺上一碟麥芽糖。麥芽糖是很傳統的民間小吃，它的主要原料就是麥芽，一味很常見的中藥，是由大麥的成熟果實發芽而成的。李時珍在《本草綱目》裡記載：（麥芽）「主食積不消、腹滿泄瀉、噁心嘔吐、食欲缺乏、乳汁鬱積、乳房脹等。」麥芽消食的功效非常強大，清朝宮廷裡有一道名點叫八珍糕，相傳慈禧太后吃多了油膩，脘腹脹滿、噁心嘔吐，身子懶懶地不想吃藥，太醫們用茯苓、芡實、白豆、蓮子、山藥做基礎方，上添上麥芽、藕粉，加蜂蜜用水調和做成糕點，慈禧太后吃了幾天，病果然好了，可見麥芽消食行氣的功效。

有人會問，那單純喝麥芽粥就好，為什麼要在粥里加白朮呢？《本草綱目》上說：「麥芽、穀芽皆能消導米麵諸果食積，但有積者能消化，無積而久服，則消人元氣，若久服者，須于白朮諸藥兼用，則無害。」意思是説經常服用麥芽會消耗人的元氣，如果加上白朮就減少了副作用。所以消化不良的人可以經常喝此粥。

 焦三仙粥

原料：

神曲、麥芽、山楂各15克，白米50克，白糖適量。

做法：

1. 將神曲、麥芽、山楂入砂鍋煎取濃汁，去渣。
2. 白米洗淨，與藥汁一同煮粥（若藥汁不夠可加水），最後加白糖調味即可。

這道粥出自《粥譜》，有健脾胃、消食積、散瘀血的功效，多用於食積停滯、腹痛等症。

焦三仙這個名字頗有仙氣，我們在中醫的處方上能經常看到這味藥。其實，它不是一味藥而是三味藥，即焦麥芽、焦山楂、焦神曲。為什麼這三味藥經常合用呢？這是因為這三味藥均有良好的消積化滯功能，但又有各自不同的特點。焦麥芽有很好的消化作用；焦山楂善於治療肉類或油膩過多所致的食滯；焦神曲則利於消化米麵食物。三藥合用，能明顯增強消化功能。所以常將三藥合用，並稱為「焦三仙」。

大多數養生粥可以空腹食用，唯獨此粥要放在兩餐之間當點心服食，因為它的消化功效太強，空腹服用很容易傷及脾胃。

 白蘿蔔粥

原料：

白蘿蔔1個，白米50克，白糖適量。

做法：

1. 把白蘿蔔、白米分別洗淨。

2. 蘿蔔切片，先煮30分鐘，再入白米同煮（不吃蘿蔔者可撈出蘿蔔後再加米），煮至米爛湯稠時，加白糖適量，攪勻即可。

這道粥具有開胸、順氣、健胃的功效，非常適合消化不良的小兒食用，消化不良的人大多有厭食的症狀，厭食是脾胃不和。脾氣通於口，脾和口能知五味，脾不和口就不知味，所以食欲減退、飲食乏味，繼而厭惡進食。

因為厭食脾失健運的能力，胃氣不能下行只能上逆，而白蘿蔔粥是最能順氣的。《本草綱目》稱其：「蔬中最有利者。」「利」字通「痢」，有下滯之意。順氣通痢，打通了瘀滯的脾氣，厭食和消化不良也就自然好了。

現代研究認為，白蘿蔔含芥子油、澱粉酶和粗纖維，具有促進消化、增強食欲、加快胃腸蠕動和止咳化痰的作用。

腹瀉

腹瀉是一種常見的胃腸道疾病，就是我們一般說的「吃壞了肚子」，在古代稱之為「泄瀉」。古人認為泄和瀉是不同的，《赤水玄珠》中說：「糞出少，而勢緩，為泄，洩漏之謂也；糞大出，而勢直下不阻者，為瀉，傾瀉之謂也。」

在《紅樓夢》裡賈母就曾患過腹瀉，記得原話是這麼說的：「老太太昨天還說要來著呢，因為晚上看著寶兄弟他們吃桃兒，老人家又嘴饞，吃了有大半個。五更天的時候，就一連起來了兩次，早上起來，略覺得身子倦些。」這就是典型的傷食腹瀉。

泄瀉一年四季均可發生，但是以夏季和秋季較為多見，有人一鬧肚子就大把大把地吃止瀉藥，這犯了兩個方向性的錯誤：其一，泄瀉分風寒瀉、濕熱瀉、脾虛瀉、腎脾陽虛泄等，導致泄瀉原因多種，一味地吃止瀉藥，很容易使泄瀉加重；其二，其實生病並不是壞事，有時候疾病反而能夠促進身體健康，出現輕微泄瀉，有利於腸道清潔排毒，順其自然即可，千萬不可人為控制，非要來個「攔腰斬斷」破壞疾病自身對機體的作用，這樣很容易自傷其身。

下面就針對常見的幾種腹瀉證型，推薦幾款食療粥。

花椒雞蛋粥

原料：
乾薑5克，花椒3克，白米100克，雞蛋1個，鹽適量。

做法：
1. 將乾薑、花椒洗淨，薑切成片，以白淨的紗布袋盛之。
2. 白米洗淨，與藥袋一同放入砂鍋中，加清水煮沸，30分鐘後取出藥袋，加少許鹽，繼續煮至粥成，停火前把雞蛋打散放入，再煮2分鐘即可。

　　這道粥有暖胃散寒、溫中止瀉的功效，我們有時候會發現，天冷如果穿得單薄一點兒，不但會感冒，還有可能拉肚子，小便頻繁，這種病就叫「寒濕泄瀉」。在《黃帝內經‧素問‧舉動論篇》中說得非常客觀直接：「寒氣客於小腸，小腸不得成聚，故後泄腹痛矣。」意思是說，寒邪非常容易損傷人的陽氣，如果直入中裡，損傷臟腑，則納運升降失常，造成尿清腹瀉。

　　對待寒濕泄瀉，喝一碗花椒粥，就會舒服很多。有人會問，為什麼小小的花椒竟然這樣神奇？花椒是藥食同源的食物之一，亦能入食，也能入藥。它性溫味辛，歸脾、腎、心包經，在中藥中屬於溫裡藥和除濕藥。凡是能溫裡散寒、治療寒症的藥物都稱之為「溫裡藥」。這個不難理解，既然是受了寒邪內侵，引起臟器寒濕，導致腹瀉，必須將寒氣驅逐出體內，而《黃帝內經》也給出了我們治療的方向──「寒者溫之」，這股寒氣並不「單純」，還夾雜著濕氣，所以作為溫裡藥和除濕藥的花椒成了去寒濕的最好選擇。花椒是歷代醫家公認的純陽之物，沾上這兩個字，就有一種功效特別神奇的感覺。就連古代皇后所居住的宮殿都是用花椒和泥塗抹的牆壁，被稱為「椒房」，溫暖芳香。

花椒味辛而麻，氣溫以熱，所以一旦出現寒濕泄瀉，先不必吃什麼藥物，喝點兒花椒粥，就能散寒除濕，讓泄瀉痊癒。

 薑茶烏梅粥

原料：

綠茶5克，生薑10克，烏梅肉30克，白米50克，紅糖適量。

做法：

1. 將綠茶、生薑、烏梅肉加水適量煎煮，去渣取汁。
2. 白米洗淨，加適量水及藥汁煮粥，粥熟時調入紅糖攪勻即成。

薑茶烏梅粥具有溫中散寒、殺菌止痢的功效，適用於暑熱引起的泄瀉。濕熱泄瀉是腹瀉的一種，它是由外邪引起的腹瀉，和暑熱感冒相似，引起的泄瀉症狀很特別：腹痛，瀉下如水，大有「飛流直下三千尺」之勢，泄下之物多呈黃褐色。這種腹瀉，非烏梅不可。

烏梅就是醃過的青梅，是製作酸梅湯的首要材料，入藥後是一味絕好的藥材，性溫味酸，入肝、脾、肺、大腸經，能收斂生津、安蛔驅蟲。它的酸味恰恰能化去浮熱虛火，解去胃腸中的暑熱。烏梅還有後續的妙招，它強大的收斂之性擔當了止瀉重任，性澀，澀有阻擋之意，《紅樓夢》裡寶玉挨打，口渴後想喝酸梅湯，而襲人想那是個「收斂」的東西，和本文的收斂是一個意思，所以止瀉效果非常好。

最奇妙的是，烏梅不僅能去暑濕實證，還能大包大攬治療情志引起的泄瀉，吃甜食可以讓人心情變得很好，這道薑茶烏梅粥味道酸甜，喝下去心胸一開，泄瀉自然也就止住了。

山藥紅棗小米粥

原料：

小米30克，鮮山藥100克，紅棗5枚。

做法：

1. 紅棗提前泡軟，去核；山藥去皮，切成小塊。
2. 小米洗淨，入鍋加清水煮沸，然後加入山藥、紅棗，再次煮沸後轉小火，慢慢熬煮至粥成即可。

　　我們前面也說過山藥粥，主要是用來健脾開胃的，而這款山藥紅棗小米粥主要治療脾虛引起的腹瀉。這種腹瀉反復發作，稍稍吃一點油膩食物就得頻繁跑廁所，有人覺得是胃腸的事兒，大把大把地吃整腸藥，卻不見好，這是一種方向性的錯誤。因為病不在胃腸，而是在脾。脾主運化，脾虛失去運化功效，濕氣注入腸道，所進的飲食一股腦出去，就成了泄瀉。

　　這種腹瀉不能急於求成，可以每天一碗山藥粥來調養，為什麼山藥能調養脾虛止泄瀉呢？因為它味甘而性平，入脾、腎、肺三經，在中醫上屬於收斂藥，李時珍對山藥非常推崇，《本草綱目》中記載山藥有「健脾補益、滋精固腎，治諸百病，療五勞七傷」等功效，脾在五行屬土，味為甘，而山藥正因為味甘而補脾，且山藥能收斂澀腸，只要脾虛調養過來，泄瀉自然也就會慢慢痊癒。

消化性潰瘍瀉

　　消化性潰瘍又稱胃、十二指腸潰瘍。消化性潰瘍是一件很難纏的事情，胃痛，嘴裡有異味，餓得快，但吃了又不舒服，吃完後會定時疼痛，嚴重時會有黑便和嘔血。

　　有人會問，消化性潰瘍的病因是什麼呢？那就是胃酸分泌過多，胃黏膜、腸黏膜被胃酸「吃掉」了，然後侵蝕到了胃壁、腸壁。當然，遺傳因素、情緒波動、過度勞累、飲食失調、空腹喝咖啡等，也可能引起消化性潰瘍。

　　胃在中醫上地位很高，《醫宗必讀》明確指出：「人身有本，如木之有根，水之有源。先天之本在腎，後天之本在胃。」而這個後天之本極易被消化性潰瘍「染指」。

　　在配合醫生治療的基礎上，我們要選擇清淡的飲食來補充營養，防治潰瘍。飲食之中，粥最養胃。下面介紹幾款適合消化性潰瘍的粥。

 馬鈴薯粥

原料：

新鮮馬鈴薯250克，蜂蜜適量。

做法：

將馬鈴薯洗淨，去皮，切碎，入鍋加水，煮至馬鈴薯成粥狀，放入蜂蜜調勻即可。

馬鈴薯雖是常見食物，我們每天都在吃，但其功效可不簡單。中醫認為，馬鈴薯性味甘、平，入胃、大腸經，有補中益氣、健脾和胃、解毒療瘡的功效。《本草綱目拾遺》言其「功能稀痘，小兒熟食，大解痘毒」。《湖南藥物志》言其「補中益氣，健脾胃」，都說明了馬鈴薯調理脾胃的效果。

據現代營養分析表明，馬鈴薯是少有的高鉀蔬菜之一，除了含有多種營養物質和15種營養元素，其含鉀量每百克高達502毫克。一個人每天吃300克新鮮馬鈴薯，就可以補充每人一晝夜所需的維生素C的量。此外，馬鈴薯還含有豐富的賴胺酸和色胺酸，這是一般食物望塵莫及的。馬鈴薯中的纖維素，柔潤細嫩，對胃腸黏膜無刺激作用，對胃酸過多的胃炎、胃潰瘍及十二指腸球部潰瘍有良好的治療效果。

 良薑粥

> **原料：**
> 高良薑15克，白米100克。
> **做法：**
> 1. 將高良薑打成細粉，白米淘洗乾淨。
> 2. 把白米放入鍋內，加水適量，先用大火煮沸，再用小火煮40分鐘，下入高良薑末煮沸即成。

這道粥有散寒止痛、健脾和胃的功效，非常適合消化性潰瘍患者食用。消化器官的黏膜非常柔軟嬌嫩，潰瘍相當於破了一個洞，進食後刺激潰瘍面，所以有痛感。而良薑是祛寒濕、溫脾胃的中藥，可以帶走食物的寒濕，促進消化，用自己的辛熱溫暖脾胃，達到止痛散寒的效果。消化性潰瘍患者疼的時候，來上一小碗，效果最好。

雞蛋殼糯米粥

原料：

雞蛋殼（連衣）3個，糯米、香油、鹽各適量。

做法：

1. 蛋殼加水煎煮，去渣取汁。

2. 糯米洗淨，加水煮粥，最後加入蛋殼汁、香油、鹽調勻即成。

這道粥能補中益氣、止酸和胃，對治療消化性潰瘍有奇效，適用於老年性消化潰瘍等症狀。

有人會問，雞蛋殼能吃嗎？雞蛋殼不但能吃，還能制酸、止痛，研末外用可用於外傷止血、固澀收斂。蛋殼研末內服可用於胃潰瘍反酸、胃炎疼痛，並對補鈣有益。此外，蛋殼內襯的薄皮有滋陰潤燥、潤肺止咳作用，適合風燥乾咳者服用。

乳腺炎

乳腺炎在中醫上被稱作「乳癰」，一般出現在剛生完孩子的女性，乳房內乳汁淤積、紅腫熱痛，甚至化膿。

對於乳腺炎，西醫治療很簡單，就是多用消炎藥，但這種方法治標不治本，只是暫時撲滅了炎症，而對於產生炎症的火毒卻沒有採取任何針對性措施。一旦西藥撤離，火毒反攻，病又復發。

中醫對乳腺炎的認識，主要是淤積不暢，產後吃得太好，容易產生胃火，胃火向上行走，走到乳房部位就導致氣血凝滯，堵塞乳腺而發生炎症。

出現乳腺炎就要停止哺乳，飲食宜清淡而有營養。多食清涼之品，清除內熱，以利於患乳腫塊的消散。下面介紹一款緩解乳腺炎的粥。

 蒲公英粥

原料：

蒲公英30克（鮮品90克），白米100克，白糖少許。

做法：

1. 將蒲公英擇淨，放入砂鍋中，加清水適量，浸泡10分鐘後，水煎取汁。
2. 白米洗淨，加蒲公英汁和適量清水煮粥即可。

這款粥能清熱解毒，軟堅散結，最適合乳腺炎。

《唐本草》中說蒲公英「主婦人乳癰腫」。有人會問，為什麼這小小的蒲公英能有如此大的功效呢？蒲公英味苦性寒，花黃屬土入胃經，它治療乳癰用的可是朱元璋的「高築牆、廣積糧」的計策。胃火上竄到乳房引起擁堵，蒲公英入胃後可提振土氣，築起「高牆」截斷胃火的來去之路，然後以寒性去熱毒，解熱涼血。

不過蒲公英藥力平緩，瀉火之力甚微，必須多用，才能達到除邪扶正的目的，這就是「廣積糧」之意。

便秘

便秘就是大便乾燥，拉不出來，它不是一種具體的病，而是很複雜的功能問題，一般老年人身體代謝機能差，不喜歡吃粗纖維的食物，很容易得便秘。

便秘可不是小事，它的危害可是很大的。糞塊長期滯留腸道，異常發酵，腐敗後會產生大量的毒素，會引起皮膚黑黃，體臭口臭；毒素還有可能囤積在小腹，長時間水腫，容易肥胖。最可怕的是，便秘產生的有害毒素，會刺激胃腸黏膜，誘發大腸癌或者乳腺癌。如果高血壓患者嚴重便秘，可使血壓上升，造成中風或者猝死。

西醫治療便秘，一般服用促進腸蠕動的藥物或者甘油球，這種方法只能維持一時，長時間使用藥物，會使胃腸功能更加紊亂，產生依賴反應。而且大量的促排泄藥對人體危害很大。

有人會說那我就吃大黃、巴豆這樣的中藥啊，其實無論是中藥還是西藥，都有三分毒，並不是中藥就絕對安全。明朝有個皇帝叫朱常洛，本來只想治療便秘，誰知一劑量瀉藥下去，活生生送了命。這也告誡我們藥是不能亂吃的。

便秘不在治而在養，我們可以喝一點粥緩解便秘。

 肉蓯蓉粥

原料：

肉蓯蓉15克，羊肉片100克，白米50克，鹽少許。

做法：

1. 肉蓯蓉加水，煎煮15分鐘，去渣取汁。

2. 白米洗淨下鍋，加適量水，大火煮沸後改小火煮粥，待粥黏稠時下入肉蓯蓉汁和羊肉片，繼續煮5分鐘，加鹽調味即可。

這道粥出自《藥性論》，有補腎壯陽、潤腸通便的功效，適用於陽痿、便秘等病症，也非常適合便秘的老年人服用。

粥裡的主材肉蓯蓉名字非常奇怪，中藥多以草木命名，而獨獨肉蓯蓉冠以「肉」字，由此可見它的珍貴之處。它素有「沙漠人參」的美譽，是補腎壯陽類處方裡使用頻率較高的名貴藥材。有人一聽說是補腎藥，立刻覺得「勁大」，其實不然，它是補而不峻，所以有「蓯蓉」的名號，也就是說它屬於平補之物，不容易補過頭。它潤腸通便的效果就和它的名字「蓯蓉」一樣，非常柔和，不會傷害身體，煮汁熬粥適用於老年人。

郁李仁粥

原料：

郁李仁15克，白米50克。

做法：

1. 將郁李仁搗爛，加水煎取藥汁。

2. 白米洗淨，加藥汁及適量水煮粥即可。

此粥出自《食醫心鑒》，郁李仁是薔薇科落葉灌木植物郁李的成熟種仁，主產中國遼寧、河北、內蒙古。煮粥以顆粒飽滿、淡黃白色、不出油、無核殼者為佳。據中國醫學文獻所載，郁李仁味道「酸甜苦辣」，性平無毒，它的功用是通利二便，專於「攻逐」。金元四大醫家之一的李東垣說它：「治大腸氣滯，燥澀不通。」通俗地講，就是通大便、利小便。常常用於大便秘結不通、小便不利、水腫脹滿，以及肝硬化腹水等病症。

由於郁李仁滑腸通便的作用較強，所以服用郁李仁後，在大便排出前可能有腹痛隱痛，不過用它與白米煮粥吃，可以緩和藥效，減少反應。

 菠菜粥

原料：

菠菜、白米各100克，鹽少許。

做法：

1. 將菠菜洗淨，在沸水中燙一下，切段備用。

2. 白米洗淨入鍋，加水適量，熬至粥熟，將菠菜放入粥裡略煮，加鹽調味即可。

這道粥做法簡單，味道也非常清淡，但緩解便秘的效果卻非常好。它也是有出處的，來源於《本草綱目》，能夠滋陰養血、降壓、潤燥，適用於高血壓、老年性便秘等症。

菠菜又名菠棱菜、赤根菜，唐朝《食療本草》記載菠菜可「利五臟，通腸胃，解酒毒」。從中醫的角度來看，菠菜味甘性涼，能潤燥養肝、養血止血，起到調節腸胃、疏通便秘的作用。因為菠菜中含有大量的植物纖維，能幫助胃腸道蠕動，並促進胃液和胰腺的分泌，有利於食物消化吸收。特別是進食油膩食物後，菠菜在促進消化和排便的同時，還起到了「去火」「除燥」的效果。熬粥食用，能減輕其涼性，對慢性便秘者有一定的調治作用。

骨質疏鬆

骨質疏鬆，中醫形象地稱之為「骨枯」，多常見於老年人，其發病率已經緊隨糖尿病、老年癡呆，躍居老年疾病第三位。骨質疏鬆症最大的危害是易導致骨折，與骨質疏鬆相關的骨折在老年人中發病率高達30%以上。

骨質疏鬆是怎麼回事呢？打一個比方，我們的骨骼原本平滑堅硬，但如果長期補給不良，骨骼上就會慢慢布滿蜂窩似的小洞，骨質輕而脆，極易折斷，就像是危樓，說不定哪天在哪個地方就倒掉了。

導致骨質疏鬆的原因很多，如活動少、鍛鍊少、接觸太陽少、吸煙飲酒、喝過多咖啡、吃肉多、營養不均衡、長期使用激素藥物等，都會導致骨質疏鬆的發生。

骨頭生長所需的鈣大都要從食物中獲取，所以飲食防骨質疏鬆是非常重要的。下面介紹幾款緩解骨質疏鬆的粥。

豬骨黃豆粥

原料：

豬大骨500克，白米100克，花生50克，大蔥20克，老薑15克，香蔥末10克，胡椒粉、油、鹽各少許。

做法：

1. 將白米淘洗乾淨；豬大骨敲碎成小塊；大蔥切段，薑切片；花生在熱水中浸泡15分鐘。

2. 把大蔥段、薑片和豬大骨放入鍋中，加水大火燒沸，用勺子舀去表面浮沫。改用小火繼續燉煮約60分鐘，待湯色變白時，撈出材料不要，留豬骨湯待用。

3. 在豬骨湯中放入白米和泡好的花生，先用大火煮沸，再改小火煮30分鐘，期間要不時攪動，以免糊底。

4. 在煮好的豬骨粥中調入鹽和胡椒粉拌勻，撒上香蔥末即可。

這道粥味美非常，很適合骨質疏鬆的老年人服用。老年人患骨質疏鬆有兩方面的原因，一方面是身體裡大量鈣的流失，另一方面是年紀大胃口變差，進食少，營養補充不及。而豬骨花生粥是雙管齊下，既能調養老年人的胃口，又能補充骨骼。

豬骨含有豐富的蛋白質、脂肪、維生素，還有大量磷酸鈣、骨膠原、骨黏蛋白等，能增強肌膚彈性，減緩骨骼衰老，從而達到緩解骨質疏鬆的目的。和豬骨搭配的花生也是一味奇妙的食材，蛋白質含量非常高，營養價值可與動物性食品雞蛋、牛奶、瘦肉等媲美，且易於被人體吸收利用。兩者熬粥能起到補益骨骼的作用。

芝麻粥

原料：

芝麻30克，白米60克。

做法：

將芝麻和白米洗淨，同煮成粥即可。

別看這道粥簡單，它可是出自《本草綱目》附方。有人覺得骨質疏鬆不是什麼大問題，吃了鈣片就可以高枕無憂，放鬆警惕，結果卻造成骨質更大的流失。

治療骨質疏鬆應該從補腎入手，芝麻似乎更偏於補腎，調理骨質疏鬆關腎什麼事兒呢？其實腎與骨的關係非常密切，《黃帝內經》中就說：「五臟所主，心主脈、肺主皮、肝主筋、脾主肉、腎主骨。」腎主骨，如果用我們的話來解釋就是腎滋養骨骼。補腎，芝麻可是個好東西，入藥味甘性平，無毒，入腎經，具有補肝腎、益精血、潤腸燥的功效。每天一碗芝麻粥，補腎作用是相當好的。

在醫學古籍中曾經記載過這樣一個醫案，這是一個名醫的親身經歷。他年輕的時候不注意保養，沉湎酒色，不到四十歲就頭髮、鬍鬚都斑白了，他下定決心痛改前非，不再沾染酒色，每日服食黑芝麻，漸漸地頭髮都變烏黑了，後來戰亂發生，也顧不上每天服食黑芝麻，白髮再次生出。所以他總結出芝麻「功擅黑鬚」。並記載在自己的醫學著作裡。「功擅黑鬚」這個「鬚」既包括鬍鬚也包括頭髮，正和《黃帝內經》中「腎主骨，其華在髮」相對應，髮質烏亮是腎精充足、骨骼健壯的外在體現，我們在堅持服用黑芝麻粥期間，可以仔細觀察自己的頭髮，如果變得油潤烏亮，就說明骨骼也在發生相應的改變，變得強健緊密。

泥鰍粥

原料：

泥鰍250克，白米100克，蔥末、薑末、料酒、鹽、胡椒粉各少許。

做法：

1. 將泥鰍用熱水洗去外表黏液，剖腹去內臟，沖洗乾淨；白米淘洗乾淨。
2. 鍋中加適量清水，放入泥鰍，加料酒、薑末、蔥末、鹽，煮至泥鰍熟爛，撈出泥鰍，去除魚骨，魚湯待用。
3. 取鍋放入清水、白米，煮沸後加入泥鰍湯，再用小火熬煮至粥成，然後加入魚肉，加鹽、胡椒粉調味即成。

這道粥味道鮮美，其中的主材泥鰍，被譽為「水中人參」。不但肉質細嫩，味道鮮美，而且營養價值豐富。泥鰍富含微量元素鈣和磷，經常食用泥鰍可預防佝僂病及老年性骨折、骨質疏鬆症等。

日本人對泥鰍有很深的情結，他們認為，泥鰍是吸收了自然精華的「養生之物」，被日本人視為天然的強壯劑和壯陽藥。過去日本平民家庭經濟條件窘迫，一頓飯喝一碗加了鹽和醬油的泥鰍湯，就感覺身上力量充沛，可以出門幹活了。日本人通常把泥鰍和形態相似且同樣營養豐富的鰻魚相比，有「一條鰻魚等於一條泥鰍」的說法。我們用泥鰍熬粥，既味美又補充骨骼所需的鈣磷，非常適合骨質疏鬆患者食用。

麻疹

　　麻疹是由外感麻疹病毒（麻疹時邪）引起的急性傳染病。臨床以發熱、咳嗽、鼻塞流涕、眼淚汪汪、滿身布發紅色疹子為特徵。

　　可別小看了麻疹，「麻、痘、驚、疳」是中國古代小兒科四大主病。麻疹是由於病毒引起的急性傳染病，通過咳嗽、噴嚏等急性傳播，高燒不退，既凶且險，如果照顧不當，很容易引起併發症。還記得《紅樓夢》裡巧姐生病嗎？經醫生診脈是「見喜」，有些人認為是天花，其實巧姐的病不是天花而是麻疹，大夫的診斷是：「雖凶，卻順。」直到疹子出盡，一府上下才放下心來。

 羊肉香菜粥

原料：

香菜50克，羊肉100克，白米75克，鹽、料酒各適量。

做法：

1. 將香菜洗淨；羊肉洗淨，燙去血水，切成2公釐見方的塊；白米淘洗乾淨。

2. 將白米、羊肉同放鍋內，加適量水、料酒，大火上煮沸後改用小火煮成粥，放入香菜繼續煮3分鐘，最後加鹽攪勻即可。

　　這道粥適合正在出疹的幼兒食用。麻疹在中醫上被認為是心頭的火毒，有人會覺得，既然是心頭的火毒，就應該用涼寒之物疏泄，給幼兒吃一點兒性涼的食物。方子裡的羊肉、香菜都是溫補的食材，其中羊肉還是發物，怎麼會用到治療麻疹上呢？其實這恰恰是中醫的博大精深之處，反而行其道，利用的是香菜和羊肉誘發、催發的作用，使毒全部發散出來。

　　為什麼要用香菜、羊肉把毒發出來呢？這是因為疹子是熱毒，喜清涼，如果一味用清涼之劑，很容易把毒逼回血液裡，循經而走很容易傷及五臟六腑，藥石就更不容易疏散熱毒了。而用發物催疹，就是把熱毒逼到皮膚上，形成紅疹，皮膚是排毒器官，隨著發汗排出，熱毒就可解，麻疹自然而然就好了。不只是麻疹，其他很多疹子也都是需要把它發出來才好。

 紫草二豆粥

原料：

紫草根10克，甘草20克，綠豆、赤小豆各50克。

做法：

1. 將綠豆、赤小豆、紫草浸泡並淘洗乾淨。

2. 綠豆、赤小豆先下鍋加水煮，開鍋後放入紫草根，粥將成時放入甘草繼續煮5分鐘即可。

　　這道粥能清熱解毒、涼血退疹，非常適合痘疹已發的幼兒。

　　紫草性味甘、寒，入心、肝經，它甘寒涼潤，藥性緩和，既能涼血解毒，又能活血行滯，《本草綱目》言其「治斑疹痘毒，活血涼血，利大腸」，和解毒的綠豆、甘草，補血的赤小豆一起煮粥，再合適不過。不但能治療麻疹，還可以預防手足口病。

冬桑葉粳米粥

原料：

冬桑葉10克，白米50克。

做法：

1. 將冬桑葉加水煎煮，去渣取汁。

2. 白米洗淨，加水煮粥，粥將成時加入藥汁，繼續煮5分鐘即可。

冬桑葉味甘、苦，性寒，歸肺、肝經，有化風邪肺熱之效。在《本草新編》中記載：「桑葉之功，更佳於桑皮。最善補骨中之髓，添腎中之精，止身中之汗。」用它煮粥給幼兒食用，既能清泄風熱，又不會傷身體。

貼心小叮嚀

要注意的是，一定要按照麻疹的病程給予調養。粥調養主要是配合治療，切不可以調養代替治療。

痤瘡

痤瘡多長在臉、胸背處，青春期男女最普遍，所以又叫青春痘。花一樣的少年，鼻頭上有許多黑頭瘡和紅色的小腫塊，和朝氣蓬勃的模樣很不相稱。

從中醫理論來看，痤瘡是人體臟腑功能失調的外在表現。思慮過度、勞心傷神，常引起心火旺盛、心火上炎，鼻子上就容易產生痤瘡。長期嗜食辛辣、油膩、嗜酒，就會脾胃蘊熱，不僅會消化不良，口乾、口臭、便秘等問題也會找上門來，鼻子上也常常會冒出一些膿瘡來提醒，甚至會出現酒渣鼻的皮疹，對於女孩子來說，每次月經來潮前幾天尤為明顯。

記得有個小品，問青春痘（痤瘡）長在哪裡不擔心，正確答案是長在別人的臉上。段子歸段子，由此可見青春痘（痤瘡）的難纏之處。痤瘡一定不要用手擠壓或者針挑，嚴重者要請專業醫生治療，保持患處清潔，保持良好的生活習慣和睡眠，忌食辛辣、油膩、煎炸、燻烤的食品。

正確合理的飲食對於預防和治療痤瘡也是很有幫助的，下面介紹幾款清熱解毒、消腫除痘的粥。

 枇杷葉石膏粥

原料：

枇杷葉10克，魚腥草100克，石膏30克，白米100克。

做法：

1. 將枇杷葉、魚腥草、石膏水煎取汁。

2. 白米洗淨，加藥汁及適量清水共煮粥。分2次服。

這道粥能清宣肺熱、涼血利濕，可用於粉刺性痤瘡。枇杷葉潤肺，魚腥草涼血，關鍵是這個石膏，大有益處。

有人會驚訝，石膏能吃嗎？其實石膏是單晶系礦物，主要成分是硫酸鈣，我們平時吃的豆腐就有石膏的成分。中醫也拿它入藥，其味甘辛，性大寒，歸肺、胃經，因性大寒故能清熱瀉火，生肌斂瘡。石膏的寒是非常強悍的，對肺

熱、胃熱都有很強的解除功效，《醫學衷中參西錄》對石膏不吝讚美：「涼而能散，有透表解肌之力，外感實熱者，放膽用之，直勝金丹。」煮粥服食，既可制約石膏的寒涼之性，顧護脾胃，又有利於石膏發揮治療作用。

 五味消毒飲粥

原料：

金銀花15克，野菊花、蒲公英、紫花地丁、紫背天葵6克，白米100克。

做法：

1. 白米洗淨，加水熬出米湯，取汁待用。
2. 將金銀花、野菊花、蒲公英、紫花地丁、紫背天葵加水煎煮，去渣取汁，和入米湯中，趁溫熱徐徐喝下，最好能蓋被捂汗。

此粥從中醫古典名著《醫宗金鑒》五味消毒飲演化而來，甚至古代有醫生用它來解蠱毒，可見它的功效之強。

金銀花是一種非常有趣的藥用花卉，性味甘、寒，氣芬芳，芳香透達的藥物最能宣散邪熱，而甘寒之物又能解毒，所以具有解毒散癰、清熱涼血的功效。在《神農本草經》中被列為上品，能潤澤容顏，久服輕身。

野菊花性辛、苦，歸肺、肝經，它的排毒效果非常好；蒲公英味苦，性寒，最能清熱解毒；紫花地丁也是寒涼之物，它是個盡心盡力的好臣子，配伍蒲公英，能加強解毒之功，配伍野菊花，消腫清熱之力更強，配伍金銀花，散結解毒。而最後一味紫背天葵，性涼，有補血涼血的作用，南方一些地區更是把它作為婦女產後的調養之物。它專解血中熱毒，讓熱毒無法再蘊蒸上皮膚，熱毒無路可循，痤瘡消散，皮膚自然慢慢就會恢復應有的光滑。

昆布薏苡仁粥

原料：

海藻、昆布、甜杏仁各10克，薏苡仁50克。

做法：

1. 將海藻、昆布、甜杏仁加水適量煎煮，去渣取汁。

2. 薏苡仁洗淨，加藥汁及適量清水一同煮粥食用。

這道粥有活血化瘀、消炎軟堅的功效，非常適用於痤瘡的食療。可每日食用1次，連續食用3周。

有人覺得昆布很陌生，其實它也是海藻的一種，質地較我們平時吃的海藻口感粗糙。它味鹹性寒，鹹能軟堅硬，寒能散結，它的鹹寒不同於平時性寒的食材，寒涼異常，能化去各類癰瘡，臨床上還用它來輔助治療癌腫，對熱毒凝滯形成的痤瘡更是不在話下。而薏苡仁味甘性涼，有很好的利尿消腫、清熱健脾的功效，杏仁潤腸通便，兩者能對昆布的寒鹹起到輔佐作用，促使導致痤瘡的熱毒排出。

月經不調

　　月經不調是指月經週期、經量、色、質發生異常，以及伴隨月經失調出現的全身性病變，是女性的一種多發病。子宮發育不正常，如先天性無子宮、刮宮過深、子宮內膜結核，以及先天性無卵巢，或患有嚴重貧血、慢性腎炎、糖尿病都會引起月經不調。過度緊張、疲勞壓力大的時候，也可能引起月經不調。

　　在《紅樓夢》裡有不少女性出現過月經不調的症狀，比如，鳳姐小產後黃黃的臉兒，血總淅淅瀝瀝的，嚇得鴛鴦脫口而出：「這不是女兒崩嗎？」

　　再如第八十回裡：「香菱果跟隨寶釵去了，把前面路徑竟一心斷絕。雖然如此，終不免對月傷悲，挑燈自嘆。本來怯弱，雖在薛蟠房中幾年，皆由血分中有病，是以並無胎孕。今複加以氣怒傷感，內外折挫不堪，竟釀成乾血之症，日漸羸瘦作燒，飲食懶進，請醫診視服藥亦不效驗。」這其實就是月經不調的典型症狀。

　　西醫治療閉經一般是使用雌激素，這裡說的激素，並非我們平時說的藥物裡面的激素，有的女性對激素一知半解，一聽說是激素，更拒絕使用，其實正確使用激素對治療月經不調是很有幫助的。

　　當然，月經不調者飲食調養也很重要，在接受正規治療的同時，可以服食一些緩解月經不調的粥。

小茴香粥

原料：

白米100克，小茴香10克，鹽少許。

做法：

1. 將砂鍋放在火上燒乾，放入小茴香和鹽，炒黃出香，倒在缽內，研成細末；白米淘洗乾淨，瀝水。

2. 鍋中加入適量清水燒開後，下白米，煮沸後轉中火，煮至米爛湯稠時，加入小茴香末，繼續煮10分鐘即可。

這道粥品味道奇特，鹹香可口。小茴香是我們常用的廚房調料，是燒魚燉肉、製作滷製食品時的必用之品。因為它能除去肉中的腥臭，使之重新添香，故得名小茴香。有人會覺得奇怪，有人參、肉桂等那麼多好藥材，為什麼要用小茴香呢？其實，並不是越貴的藥物療效就越好。小茴香味辛、性溫，歸肝、膀胱、胃經，最能溫腎暖肝、行氣止痛。由於小茴香的溫偏於理氣，味辛善行走，故能起到很好的疏導寒氣的作用，有效緩解風寒盤踞在子宮久久不散而導致的月經不調。

 蘇木黑豆粥

原料：

蘇木15克，黑豆50克，紅糖少許。

做法：

黑豆、蘇木同入鍋，加清水，小火煮至黑豆熟爛，去蘇木，放入紅糖調味即可。

這道粥的味道略苦，所以用紅糖調味，有補腎滋陰活血的功效。有人不認識蘇木，其實它也是一味中藥，味鹹、辛，性涼，入心、肝經，有活血祛瘀、消腫止痛的功效，多用於女性血滯經閉、痛經和跌打損傷。《唐本草》言其「主破血」，一個「破」字用得非常恰當，我們以前調理月經多用溫宮散寒的食材藥材，而蘇木調理月經完全是兩條路子——味鹹行血，辛能消散，大開大合地「破」，把凝滯瘀留的經血清掃乾淨，再配以補腎滋陰的黑豆入粥，有調理月經作用。

 ## 艾葉粥

原料：

乾艾葉15克（或鮮艾葉30克），白米50克，紅糖適量。

做法：

1. 艾葉沖洗乾淨，煎取濃汁。
2. 白米洗淨，加水煮粥，粥將成時加入藥汁、紅糖攪勻，略煮即可。

　　這道粥有溫經止血、散寒止痛的功效，非常適合月經不調、小腹冷痛的女性食用。艾葉對女性來說是非常重要的一味藥，中醫甚至有「女人不可無艾」的說法，很多調理月經的中成藥裡都有艾葉的成分。

　　《本草叢新》說：「艾葉苦辛，生溫熟熱，純陽之性，能回垂絕之陽，通十二經，走三陰，理氣血，逐寒濕，暖子宮。」它對月經不調的調理方式和小茴香不同，小茴香靠溫腎暖肝來行氣止痛，而艾葉屬於「一力降十會」，它的溫熱連厥冷欲絕瀕死的病人都能救回，更別說區區月經不調了。

宮寒

家裡有老奶奶的，會說一些老話：「女人身子要暖一點兒才好。」其實正確的說法是女人的子宮要暖一點兒。「宮寒」是中醫學上的一個概念，簡單地說就是「子宮寒冷」。子宮寒冷並不是說子宮腔內的溫度低，而是指子宮及其相關功能呈一種嚴重低下的狀態。子宮溫暖，體內氣血運行通暢，按時盈虧，經期正常。如果子宮受寒，那麼血氣遇寒就會凝結，就會出現痛經等問題，嚴重的還可造成不孕。

造成宮寒的原因很多。平日就怕冷、手腳容易發涼的女性，由於體內陽氣不足，就易出現宮寒；宮寒也與不良的生活習慣關係密切，如有些女性愛吃冷飲、冬天著裝單薄等。

 紅花糯米粥

原料：

紅花2克，當歸10克，丹參15克，糯米100克。

做法：

1. 將紅花、當歸、丹參加水煎藥，去渣取汁。
2. 糯米洗淨，加水及藥汁共煮粥即可。

宮寒既然是寒，就需要溫來調補，這道粥中，當歸性溫行血補血，丹參破瘀，而粥裡最關鍵的食材就是紅花。紅花味甘性溫，有活血化瘀、養血止痛之

效，暖宮卻不會過分熱。我們看各種宮廷劇，一旦嬪妃懷孕，總有嫉妒的宮人往她的飲食裡下紅花，陰謀使她流產。紅花服用過量的確容易導致流產，但少量應用調理宮寒卻能收到很好的效果。

 ## 當歸生薑羊肉粥

原料：

當歸15克，枸杞子10克，羊肉150克，白米100克，生薑10克，鹽、胡椒粉各少許。

做法：

1. 將當歸洗淨，切成薄片，放入帶蓋的容器內，注入熱水，使之膨脹；生薑洗淨切絲。

2. 取筋膜較少的羊肉，切成薄片；白米洗淨，泡2個小時以上。

3. 在深底鍋內放入當歸及浸泡的水、羊肉、白米，再加適量水，大火煮沸後改小火煮粥，粥將成時放入枸杞子和生薑絲略煮，最後加入少許鹽、胡椒粉即可。

這道當歸生薑羊肉粥可是大有來歷，是從漢代名醫張仲景在《傷寒雜病論》的當歸羊肉湯演化而來的。當歸是婦科要藥，活血補血，對改善子宮甚至整個女性生殖功能都有至關重要的作用；生薑性辛溫，溫中散寒，能助當歸活血、養血一臂之力；而羊肉甘、溫，比牛肉熱性強，適合寒冷冬季及患有寒症者食用。三者共煮成粥，堅持食用一個月，就能使手腳溫暖、氣血充足，宮寒症狀也會逐漸消失。

貼心小叮嚀

　　宮寒不同於其他的婦科疾病，既要調又要養，養甚至比調更重要。首先要注意不要吃冰冷的食物，食必溫熱，儘量遠離寒性食物。儘量少待在空調房裡，空調的冷氣很容易侵入身體，儘量別在辦公室裡午休，如果淋雨或者受涼，及時補救，給自己喝一點兒驅寒的生薑茶，趕走寒氣，以免它在身體裡停留。

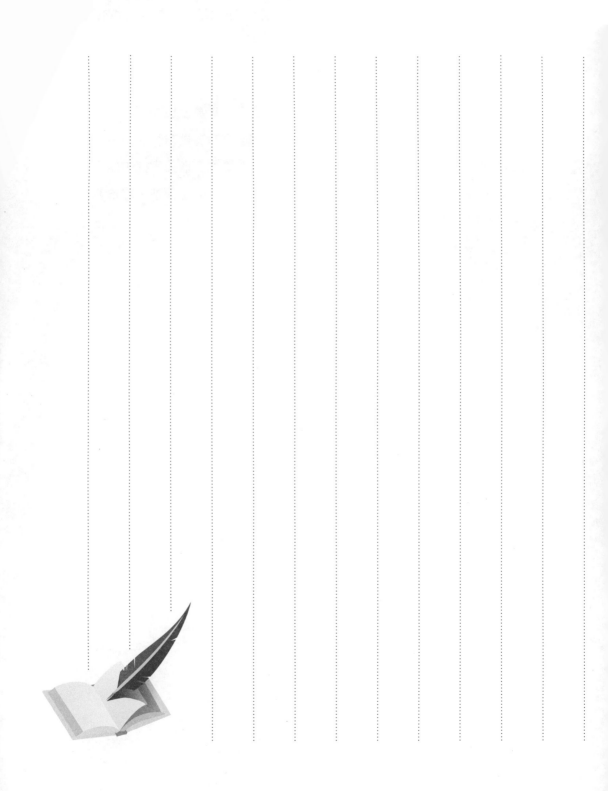

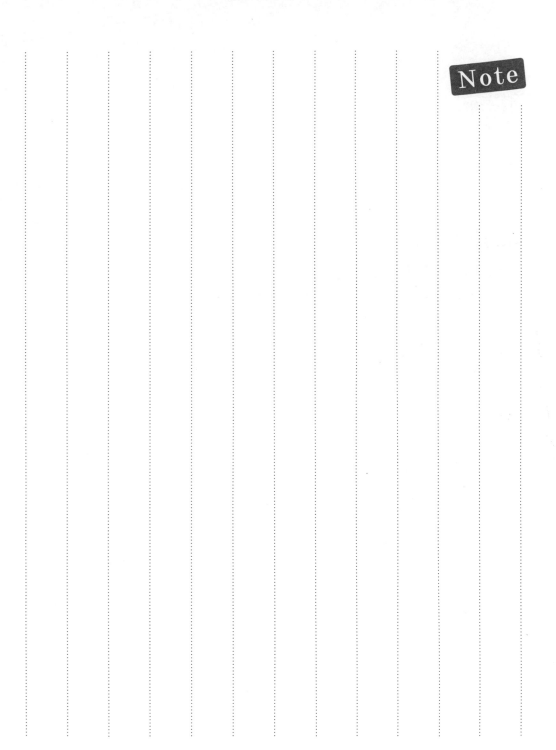

Note

國家圖書館出版品預行編目資料

養生粥療：97歲中醫大師教你一日一粥,保健防病
/ 路志正作.-- 初版.-- 新北市：世茂,
2018.05
　面；　公分.-- (生活健康；B439)
　ISBN 978-957-8799-17-2(平裝)

1.藥膳 2.食譜 3.飯粥

413.98　　　　　　　　　　　　　107001108

生活健康B439

養生粥療：97歲中醫大師教你一日一粥，保健防病

作　　者／路志正
主　　編／陳文君
責任編輯／楊鈺儀
封面設計／林芷伊
出 版 者／世茂出版有限公司
地　　址／(231)新北市新店區民生路19號5樓
電　　話／(02)2218-3277
傳　　真／(02)2218-3239（訂書專線）、(02)2218-7539
劃撥帳號／19911841
戶　　名／世茂出版有限公司
　　　　　　單次郵購總金額未滿500元（含），請加60元掛號費
世茂官網／www.coolbooks.com.tw
排版製版／辰皓國際出版製作有限公司
印　　刷／祥新印刷股份有限公司
初版一刷／2018年5月
　　二刷／2020年10月

I S B N ／978-957-8799-17-2
定　　價／350元